Rio de Janeiro - 2009

Organização
RenatoGregório

O DOSSIÊ PACIENTE

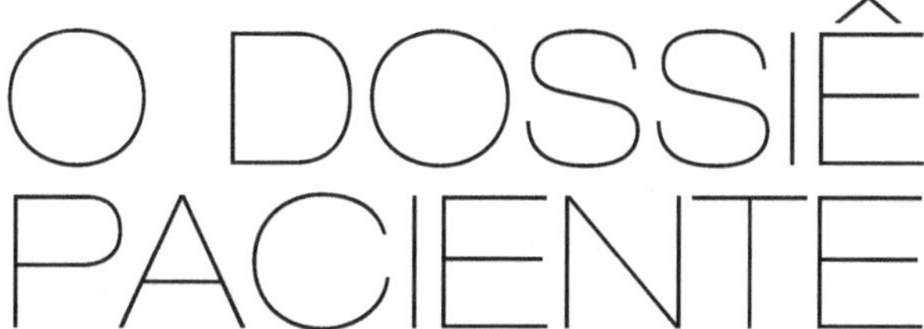

12 médicos consagrados desvendam as expectativas dos pacientes em suas especialidades

Andréia de Assis Loures-Vale

Antonio Carlos Buzaid

Bussâmara Neme

David Rubem Azulay

Eduardo Barros

Hilton Augusto Koch

Jayme Murahovschi

João Alves Grangeiro Neto

João Luiz Schiavini

Marcelo Zugaib

Marília de Brito Gomes

Roberto Alves Lourenço

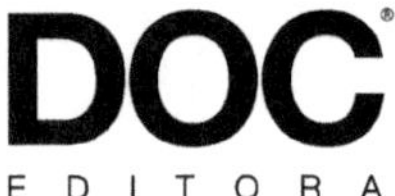

São Paulo
Rua Épiro 11 - Vila Alexandria - São Paulo - SP - (11) 3628 8883

Rio de Janeiro
Estrada do Bananal 56 - Jacarepaguá - Rio de Janeiro - RJ - (21) 2425 8878

www.universodoc.com.br
atendimento@doccontent.com.br

Coordenação editorial
Bruno Garcia

Redação
Luciana Rosário

Revisão
Bruno Aires e Flávia Custódio

Capa
Bernardo Winitskowski

Diagramação
Danielle V. Cardoso

Gregório, Renato.

O Dossiê Paciente / Renato Gregório (org.) – Rio de Janeiro: Editora DOC, 2009.
1ª edição - 136p.

ISBN 978-85-62608-02-5

1. O Dossiê Paciente. I. Gregório, Renato (org.).

CDD-658.4

SUMÁRIO

O DOSSIÊ PACIENTE

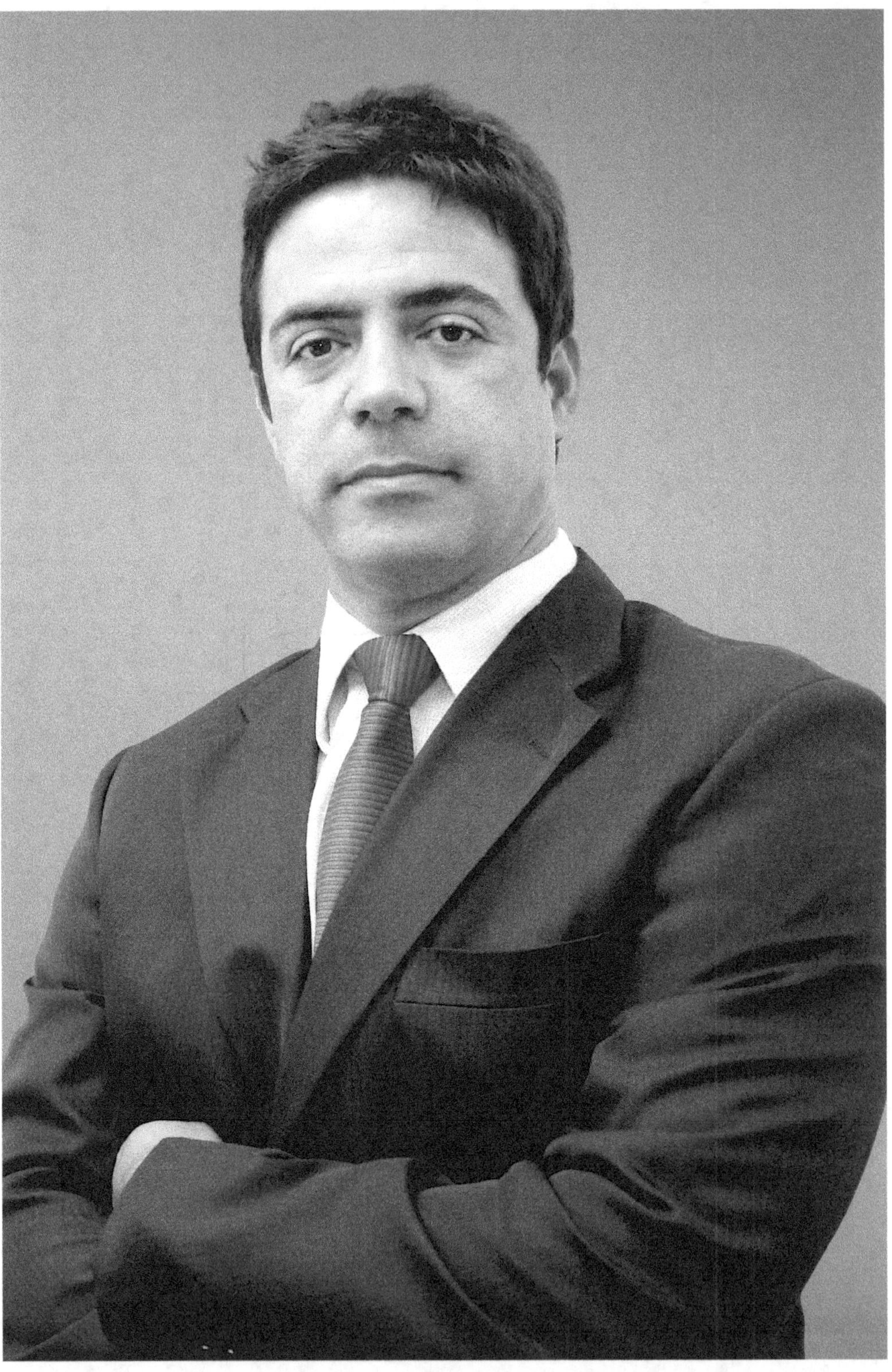

PREFÁCIO
por Renato Gregório (org.)

Renato Gregório é um dos maiores especialistas em Gestão de Carreira Médica do país. Mestre em Administração e Desenvolvimento Empresarial, escritor e professor com MBA em Gestão Estratégica, o autor ministra cursos e palestras, além de publicar diversos trabalhos neste campo. Ao longo de sua carreira, assessorou diversas sociedades de especialidades, associações médicas e instituições de Saúde no Brasil.

A relação entre médicos e seus pacientes é um elemento chave para o sucesso na prestação de serviços de saúde. Quais são as peculiaridades desta relação? Quais são as necessidades e expectativas dos pacientes em cada especialidade médica? Que públicos estão direta e indiretamente envolvidos? Estas são as questões que norteiam este trabalho.

Quando iniciei meus estudos, percebi que a relação médico-paciente é mais complexa do que a maioria imagina. Muito se fala sobre o tema e sobre a sua importância. Porém, na quase totalidade dos casos, este discurso é genérico e superficial, cai no senso comum e deixa de lado a complexidade presente em cada especialidade.

Cheguei à conclusão que a melhor maneira de delinear com exatidão os elementos mais importantes seria ouvir médicos consagrados em suas respectivas áreas de conhecimento. Este foi o caminho encontrado para traçar um mapa da relação médico-paciente em 12 especialidades médicas, que estão presentes neste livro.

Ao contrário do que muitos podem imaginar, a relação médico-paciente não se encerra neste binômio. Em muitos casos, outros atores participam ativamente do diálogo e demandam do médico habilidades específicas e respostas para questionamentos gerados a partir de pontos de vista diferentes.

Além disso, outros grupos podem influenciar no resultado final da interação. Outros médicos, a equipe do consultório ou da clínica, a sociedade e os meios de comunicação podem tanto ajudar a construir uma excelente relação como contribuir para enfraquecê-la, seja criando expectativas irreais, seja estabelecendo "verdades" e crenças que afastam a população das melhores práticas em saúde.

Cada especialidade médica possui suas características próprias e constitui um universo único. O profissional deve estar consciente de que estas especificidades são importantes para a construção de uma boa reputação e credibilidade. Interagir corretamente com os diversos públicos que habitam a órbita do consultório ou da clínica tem impacto direto no fluxo de pacientes.

Acredito que a maior contribuição deste trabalho é destacar o que há de mais relevante no diálogo que se estabelece dentro de cada campo e mostrar em detalhes quais são as expectativas, demandas e dificuldades enfrentadas por cada especialidade.

Portanto, espero que os doze artigos apresentados a seguir sirvam de fonte para inspiração e também como referência dos valores que devem nortear a prática médica. Construir uma boa relação médico-paciente vai além da simples relação comercial de uma prestação de serviço. Como veremos a seguir, trata-se de um processo que envolve confiança, atenção, acolhimento e, acima de tudo, respeito pelo ser humano.

Boa leitura.

Renato Gregório | Organizador

CARDIOLOGIA

por Andréia de Assis Loures-Vale

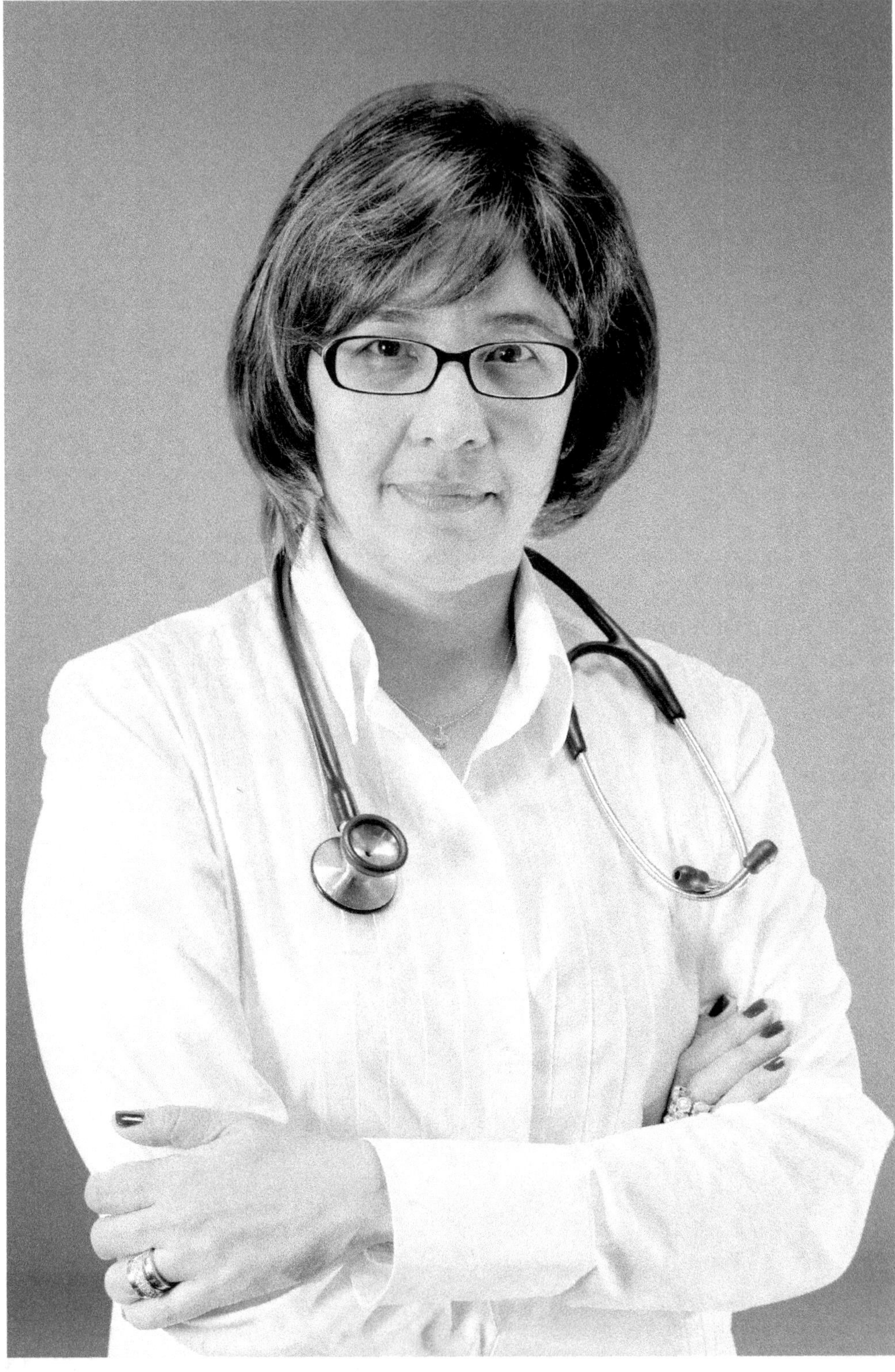

APRESENTAÇÃO

Conquistar o paciente vai muito além de simplesmente conseguir que ele agende uma nova consulta. A cardiologista mineira Andréia Loures-Vale defende que a consolidação de uma excelente relação depende de um grande empenho, tanto por parte dos médicos quanto dos demais integrantes de sua equipe. Estabelecer um diálogo próximo e franco, além de estar atento aos detalhes, é fundamental.

Um aspecto é essencial: a atenção dedicada às pessoas. Muitos profissionais acabam se distanciando, seja por receio de envolverem-se demais, seja unicamente pela falta de tempo que assola a todos. A questão é que sem estar próximo do paciente, é impossível gerar confiança.

E a confiança é apenas o primeiro passo. Ela deve evoluir para algo mais forte, a cumplicidade. Somente quando o especialista e a pessoa assistida tornam-se cúmplices, é estabelecida uma conexão entre eles. Há um empenho mútuo. O paciente torna-se parte do processo e passa a comprometer-se com o resultado. Este é o maior benefício da boa relação entre o profissional e seu paciente.

Andréia de Assis Loures-Vale é presidente da Sociedade Mineira de Cardiologia. Com 21 anos de carreira, especializou-se em Cardiologia pela Sociedade Brasileira de Cardiologia e obteve o título de mestre em Biologia Molecular pela Universidade Federal de São Paulo (Unifesp). Além de clinicar, também atua como coordenadora e docente do curso de Cardiologia da Universidade José do Rosário Vellano (Unifenas), em Belo Horizonte.

A IMPORTÂNCIA DA DISPONIBILIDADE TOTAL
por Andréia de Assis Loures-Vale

O paciente da Cardiologia

Minha especialidade dentro da Cardiologia é lidar com doenças provenientes de problemas genéticos. O perfil dos meus pacientes é de crianças e jovens acompanhados dos pais. Estes, na maior parte dos casos, me preocupam bastante e, por este motivo, lhes dedico uma atenção especial. Os pais chegam ao consultório carregados de culpa por acreditarem que os descendentes adquiriram um determinado problema por responsabilidade deles. Diante de um fenômeno tão complicado, o trabalho fica mais complexo, pois a atenção não está apenas voltada para o jovem, mas também para seus responsáveis.

No meu cotidiano, encontrei um ponto de equilíbrio para lidar com esta situação. As chaves são a delicadeza e a sensibilidade para perceber o papel de cada personagem nesta problemática. Obviamente, escuto o relato dos responsáveis, mas não deixo de lado o paciente, pois é ele quem importa.

Só o paciente pode dizer o que mais lhe incomoda. Na maior parte dos casos, dou o meu cartão de visita também para ele, além dos responsáveis, para que tenha a liberdade de tirar as dúvidas que surgirem.

Tenho cuidado especial neste processo de conquista da confiança. Acho que este é um momento muito delicado. O médico precisa estar atento, pois quem está a sua frente não é uma patologia. É um ser humano, e como tal, deve ser tratado com os cuidados merecidos. Além disso, deve levar em conta que este indivíduo interage com outras pessoas que têm importância e poder de influência sobre o tratamento e os resultados.

Alguns pacientes apresentam indisciplina, principalmente quando precisam ingerir muitos remédios. É natural e, neste momento, percebe-se a importância da família. Brigar ou reclamar não adianta. Mesmo debilitadas, os pessoas não estão mais dispostas a aceitar qualquer forma de autoritarismo, mesmo que ele venha de um especialista consagrado.

É normal que elas reclamem, duvidem e questionem. A solução é explicar o motivo da quantidade dos remédios e daquele tipo de conduta. Ainda assim, se houver dúvida em relação ao tratamento, o paciente nunca vai levá-lo a sério.

Uma atitude que ajuda na diminuição de interrupções do tratamento é estar disponível através de telefone celular ou e-mail, facilitando o contato. Faço a pessoa entender que pode contar comigo a qualquer momento. Dessa forma, ele não vai mentir ou esconder que deixou de tomar o remédio. O único limite que imponho é que não me procurem em casa e por isso não forneço meu número residencial. Mas nunca tive problemas dessa natureza. Os pacientes entendem que devo respeitar a privacidade das pessoas que moram comigo. Elas não têm culpa da profissão que eu exerço.

Certa vez, um adolescente me ligou no sábado a noite, perguntando sobre a possibilidade de tomar o remédio depois, já que iria sair com os amigos. É desse tipo de cumplicidade que falo. Quando o paciente está em sintonia com o seu médico, o enxerga como alguém que quer o seu bem e se preocupa com a sua saúde.

A relação médico-paciente deve, obrigatoriamente, construir um sentimento de cumplicidade. Quando isto acontece, os resultados são realmente fantásticos. O que muitos profissionais não percebem é que abdicando deste contato será impossível construir uma relação. Não há outra maneira: o médico precisa estar próximo das pessoas. Muitos não conseguem. Outros não possuem habilidades interpessoais para construir de forma positiva este relacionamento.

O papel dos funcionários

Estar próximo do paciente deve ser uma filosofia dentro do consultório e estar presente em todos os momentos em que o cliente interage com o serviço. A responsabilidade maior é do médico, mas toda a equipe é corresponsável nesta trajetória. O médico dá o exemplo e difunde valores entre os seus colaboradores. Por este motivo, hoje fala-se tanto no papel das recepcionistas e dos demais profissionais que são a interface da clínica com o público até o momento da consulta.

Existem pequenas situações que acontecem na sala de espera e precisam ser contornadas pelas pessoas do atendimento. Uma delas é o atraso, o que infelizmente acontece algumas vezes. Neste caso, tenho como prática ir até a recepção conversar com os pacientes e tentar remanejar aqueles que estão com outro compromisso marcado. Ou seja, tento mostrar que entendo o lado deles. E quando entram no meu consultório, faço com que sintam que o meu tempo é totalmente deles. É isto o que importa: fazer com que meu paciente saiba que estou com total atenção para ele naquele momento.

Minha equipe é um reflexo do meu trabalho e da minha relação com os pacientes. Posso ilustrar esta importância a partir de um exemplo. Uma vez fiquei sem minha secretária de anos durante um curto período, pois ela saiu de licença médica. Contratei temporariamente outra profissional, indicada por um médico amigo. Nos poucos meses em que essa pessoa trabalhou no meu consultório, percebi que o número de pacientes diminuiu e que algumas consultas de rotina foram canceladas. Não desconfiei na hora, mas depois que minha secretária retornou e os pacientes também voltaram a me procurar, descobri o que acontecera. Parece que a pessoa atendeu mal ao telefone diversas vezes e não deu explicações sobre a impossibilidade de marcação de consultas para os dias que os pacientes desejavam. Ou seja, fez uma confusão que prejudicou a minha relação com quem não me conhecia há tanto tempo.

Caso os pacientes sejam atendidos de maneira imprópria pela minha secretária, associam quase automaticamente essa impressão a minha competência. O que fez a diferença para manter o meu consultório foi a relação sólida que construo desde o primeiro encontro. Aqueles que eram clientes antigos já sabiam que alguma coisa estava fora de ordem e depois relataram o que ocorreu. Porém, se eu ainda fosse uma médica em início de carreira, a passagem de uma secretária sem preparo poderia ter reflexos muito negativos e duradouros. Um profissional que ainda não tem uma reputação formada poderia levar alguns anos para se recuperar e afastar a imagem ruim. Por estes motivos, entendo como fundamental ampliar a responsabilidade da relação médico-paciente para os funcionários também. Mas é evidente que o médico tem um peso maior, porque em muitos casos, cabe a ele orientar e dar o exemplo, o que muitos não fazem.

Além deste ponto, existem inúmeras situações que ocorrem na sala de espera diariamente e que o médico não tem conhecimento. Porém, os funcionários do atendimento, se bem treinados e preparados, podem perceber estas questões e ajudá-lo. Nem sempre posso conferir tudo o que acontece na sala de espera. Mas minha secretária pode verificar, por exemplo, se os pacientes não se sentem confortáveis com a atual disposição dos móveis ou se o espaço entre eles dificulta a locomoção, entre incontáveis detalhes.

Disponibilidade e atenção ao diálogo

A base para a boa relação do médico com seu paciente é a atenção dispensada pelo profissional para este diálogo. Saber ouvir é fundamental. Não adianta ser bom tecnicamente sem conquistar a confiança das pessoas que buscam o atendimento. Esta relação é a base para os resultados. **E a responsabilidade pelo seu sucesso é do médico, que deve atuar como o líder e agente principal desse processo.**

O exercício de estudo constante pelo qual o médico passa é uma das causas de sua dificuldade em interagir com as pessoas. Ele utiliza uma linguagem que dificulta o atendimento. Acredito também que os médicos ainda não estejam preparados para ver os pacientes como seres humanos de diferentes classes sociais e níveis de estudo. Não temos o melhor preparo para lidar com as pessoas, ou seja, para refletir sobre como o outro entende a mensagem transmitida. Pela falta de preparo e formação adequada, muitos médicos enfrentam dificuldades para conquistar a confiança das pessoas ou para gerar credibilidade.

Atualmente, com o advento da internet, recebo pacientes em meu consultório com informações desencontradas e erradas sobre suas patologias. Será exigida, nestes casos, uma habilidade ainda maior para lidar com este tipo de situação. Se o médico não conseguir conquistar a confiança nestes casos, o relacionamento fica comprometido.

É importante ressaltar que nem sempre o excesso de informação gerado pelos meios de comunicação é prejudicial ao trabalho. **Em muitos casos, informações obtidas através da internet, por exemplo, levam médicos e pacientes a novas soluções. Em algumas situações, esta interação permite a descoberta de oportunidades não exploradas anteriormente, o que pode ser muito positivo.**

Quando o paciente chega com informações retiradas da internet, faço questão de procurar as fontes junto com ele, para saber se são confiáveis. Acredito que esta atitude faz com que ele sinta que a nossa relação não é autoritária, onde apenas o médico pode falar e é soberano. Pelo contrário, é uma relação de parceria, cooperação e que revela até mesmo uma postura de humildade, na medida em que o especialista mostra que não é o único dono da verdade e que está aberto para dialogar. Uma sugestão ou dúvida trazida sempre deve ser avaliada. O problema das informações retiradas de fontes sem critério não está no fato de as pessoas terem acesso a elas. Parece-me que a questão maior está na falta de tempo dos médicos, o que os impossibilita de conversar com os pacientes e de checar com eles a origem destas informações.

Falta uma formação mais humanista. Há um intenso processo de desumanização durante o curso de Medicina. **O estudante é ensinado a não se apegar aos pacientes, pois corre o risco de prejudicar o tratamento. Este conceito é antigo e por isso é difícil de ser modificado.** Porém, as consequências deste discurso já são conhecidas: especialistas que nem olham direito para quem entra em suas salas e não prestam atenção no que as pessoas têm a dizer no momento da consulta.

Lealdade do paciente

A relação médico-paciente já não é mais a mesma de anos atrás, principalmente quando abordamos a lealdade a determinados médicos. Antes, a pessoa se consultava com o especialista com o qual tinha mais afinidade. Após a implantação dos convênios, os pacientes passaram a procurar os médicos credenciados, preferencialmente aqueles que atendem perto da sua residência ou trabalho. A lealdade do paciente passou a depender de diversos fatores: credenciamento ao convênio, afinidade com o profissional e comodidade no atendimento.

Quando os médicos estabelecem uma distância com as pessoas atendidas, prejudicam o próprio trabalho. A comodidade passou a ser algo muito importante no processo de decisão. Mudança de plano de saúde, mudança de endereço, dificuldades de locomoção para a clínica, insegurança no bairro, entre tantos outros elementos, podem afastar uma pessoa do seu especialista.

Por outro lado, quando existe vínculo afetivo, confiança e cumplicidade, o paciente percebe o profissional de forma diferenciada. Somente isto pode fazer com que ele se mantenha leal. Quando o especialista deixa claro que se importa e que não percebe o paciente como mais um número na sua agenda, ele conquista a confiança. O médico precisa estar empenhado neste sentido, o que não quer dizer que sejam necessárias ações de grande porte para o alcance destes resultados. Gestos simples que revelem a atenção para com as pessoas geram um retorno mais satisfatório.

Quando um paciente entra no consultório, me levanto e vou até a porta para recebê-lo – isso quando não vou à recepção buscá-lo. São atitudes simples, mas que fazem com que ele perceba que realmente estou interessada em ajudá-lo. Quando isto acontece, acredito que a relação médico-paciente atingiu o seu ápice.

DOSSIÊ CARDIOLOGIA

Na Cardiologia, a relação entre especialista e paciente deve ser baseada na cumplicidade. Geralmente, o cardiopata precisa passar por adaptações e mudanças no seu estilo de vida, seus hábitos e costumes.

O caso apresentado no artigo de Andréia Loures-Vale é ainda mais específico, pois tratam-se de pacientes crianças e jovens. Mais do que nunca, é preciso conquistá-los e fazê-los entender que podem contar com o médico a qualquer momento. O relato mostra também a necessidade de uma interação com os responsáveis pelo paciente.

Quando o cardiologista e o paciente se tornam parceiros no tratamento, o nível de lealdade entre eles é alto. E como tratamos de uma especialidade em que pode envolver situações de emergência, é necessário que o médico esteja disponível.

Outro ponto importante é o volume de informações provenientes da mídia: TV, jornais, revistas e internet. Cabe ao médico esclarecer as dúvidas a respeito das informações obtidas, o que representa um passo importante na conquista da confiança.

ONCOLOGIA

por Antonio Carlos Buzaid

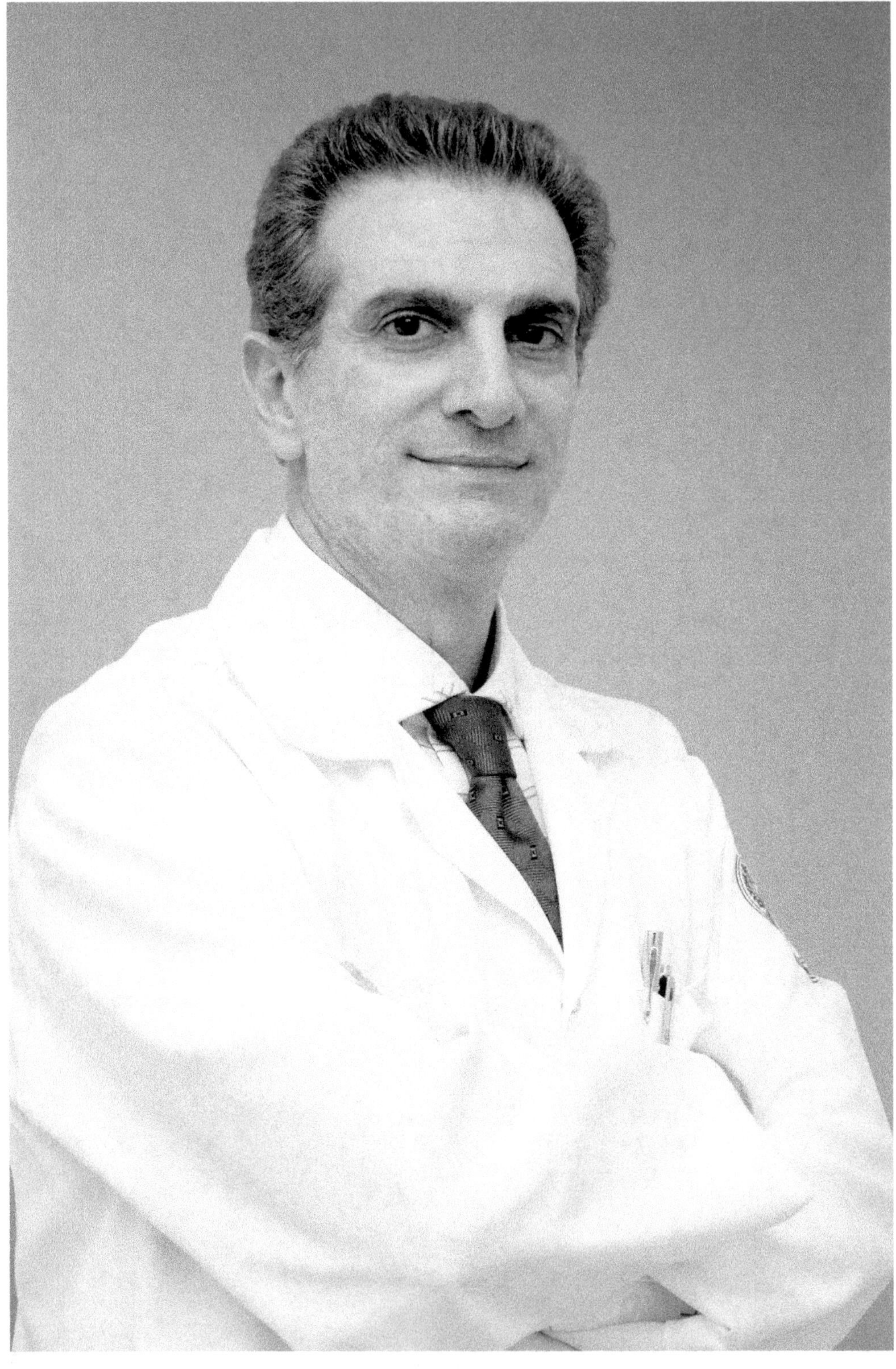

APRESENTAÇÃO

O oncologista Antonio Carlos Buzaid é um dos mais respeitados médicos do Brasil. Atuante em um campo tão espinhoso e delicado, que é o trato de pacientes com câncer, Buzaid nos mostra que mesmo nos casos mais difíceis, estabelecer um relacionamento ético e humano é fundamental para a construção da confiança.

Nas próximas páginas, o leitor conhecerá a visão do especialista sobre os enfoques, as particularidades e os cuidados em um relacionamento que tradicionalmente já se inicia problemático. O câncer é um mal cercado de medos e crenças populares que nem sempre se refletem na realidade.

O especialista, neste caso, possui uma responsabilidade adicional: além de esforçar-se ao máximo para construir uma sólida relação de confiança, deve ter sensibilidade e cuidados especiais também com os familiares, que desempenham papel preponderante durante todo este processo.

A Oncologia foge completamente do trivial. Muito embora o aspecto técnico e a competência do médico tenham peso, estes dividem espaço com questões subjetivas e psicológicas para a construção de relacionamentos que potencializem os resultados positivos.

‖‖

Antonio Carlos Buzaid graduou-se em Medicina pela Universidade de São Paulo (USP) e fez residência em Clínica Médica no Hospital das Clínicas da USP. Cursou residência em Hematologia e Oncologia Clínica no Centro de Câncer da Universidade do Arizona, nos Estados Unidos. Destacam-se, entre os diversos cargos ocupados, sua atuação como diretor da Unidade de Melanoma do Centro de Câncer da Escola de Medicina da Universidade de Yale, entre 1988 e 1992. Atualmente, é diretor geral do Centro de Oncologia do Hospital Sírio-Libanês, em São Paulo.

A CONFIANÇA MÚTUA ENTRE MÉDICO E PACIENTE
por Antonio Carlos Buzaid

Lidando com o "pré-conceito"

A palavra câncer no imaginário popular é relacionada quase que automaticamente à morte. É uma consequência da péssima experiência que muitas pessoas carregam em suas memórias: a maioria já perdeu entes queridos ou amigos para a doença ou acompanharam os longos e dolorosos períodos de tratamento.

O medo é natural do ser humano e o sentimento aflora diante do desconhecido. Mas muitas pessoas, ao final do tratamento, reconhecem que foi menos apavorante do que achavam previamente. Será que o médico tem influência neste processo? Acredito que sim, pois quanto mais forte for a confiança estabelecida, mais clara e tranquila serão as etapas do processo.

Essa carga "pesada" influencia quem precisa se consultar com um oncologista. As pessoas em geral vêm indicadas por outros médicos, com uma prévia de diagnóstico. **O primeiro pensamento de quem entra em meu consultório é de que morrerá no dia seguinte, tamanha é a imagem negativa e assustadora que o câncer desempenha em nossa sociedade.** Esta doença provoca verdadeiro terror. Além disso, o paciente sente sua privacidade e intimidade invadidas no momento em que sua doença é oficializada com a queda do seu cabelo. Estas são algumas batalhas enfrentadas no cotidiano do tratamento oncológico. Porém, é preciso lembrar que quase todas as formas de câncer, quando diagnosticadas em estágio inicial, são passíveis de cura. Por isso chamamos sempre atenção para a realização de exames periódicos regulares.

Outro ponto é o tratamento dispensado às pessoas. Esta postura firme é determinante para que fique claro como valorizamos o ser humano. Todos os aspectos técnicos do tratamento e da doença ficam claros para o paciente desde a primeira consulta. É importante que ele encerre o primeiro encontro com seus questionamentos esclarecidos e certo sobre os procedimentos que serão realizados posteriormente. Para isso, me coloco no lugar da pessoa, mostro quais são as opções de acordo com a minha experiência e indico o melhor a fazer.

Em certos casos, o colocamos em contato com pessoas que já passaram por essa experiência e que se disponibilizam a compartilhar sua vivência. A ideia é ajudá-los a encarar o tratamento com determinação e força de vontade. Falando com quem passou pela mesma situação, muitos medos são superados. Apenas confiar na palavra do oncologista não é fácil, mas amparado por testemunhos, constrói-se uma identificação imediata que gera conforto e confiança.

Acolhimento em todos os momentos

A Oncologia é uma especialidade que possui inúmeras peculiaridades. Consequentemente, a relação construída deve passar por cuidados especiais. Imagine um paciente que passou por uma longa triagem até conseguir uma consulta no Hospital Sírio-Libanês. Esse paciente, já fragilizado física e emocionalmente, deve ter em mente uma única preocupação: cumprir o tratamento e lutar por sua vida. Enfrentar um câncer, seja ele qual for, não é algo para o qual a maior parte das pessoas está preparada. Quem carrega este tipo de enfermidade deve focar suas atenções exclusivamente na recuperação.

O paciente deve sentir-se acolhido por todos, sem exceção e, portanto, é de enorme importância que a equipe esteja em sintonia. Estas pessoas trabalham com o objetivo de aumentar as chances de cura e de melhorar a qualidade de vida, pois são profissionais bem treinados e qualificados, que aplicam as mais avançadas técnicas de diagnóstico, tratamento e priorizam a abordagem humanizada. Esta postura potencializa os resultados e ameniza os efeitos colaterais. Essa equipe inclui profissionais de diversas áreas: Odontologia, Enfermagem, Farmácia, Nutrição, Psicologia e Fisioterapia. O nosso centro também possui um serviço voluntário de apoio e orientação estética para resgatar a autoestima e a dignidade dos pacientes.

Por estes motivos, a Oncologia requer um nível de exigência acima dos parâmetros corriqueiros. Esta exigência tanto é aplicável aos pacientes, que enfrentam tratamentos longos e difíceis, quanto aos profissionais envolvidos. A equipe pode e faz a diferença.

Além da equipe, as acomodações e instalações do hospital ou do consultório de Oncologia devem ser pensadas de acordo com as necessidades dos pacientes. Mais uma vez, é preciso se colocar no lugar do outro e pensar em como você gostaria de ser tratado caso estivesse nesta mesma situação. O paciente sabe identificar quando aquele ambiente foi feito pensando nele, preservando sua privacidade e respeitando os seus direitos. Isso faz com que a confiança, que precisa ser estabelecida desde a primeira consulta, se fortaleça. No caso de doenças graves, como ocorre nesta especialidade, este aspecto é ainda mais enfático.

Vale ressaltar que a sensibilidade de se preocupar com o outro poderia ser incentivada desde a época da formação médica em qualquer especialidade, mesmo que não fosse abordada com a formalidade e a profundidade que considero necessárias.

Confiança e formação humanista: alicerces

Nenhuma relação pode dar certo se não existir confiança mútua. Confiança significa que o seu paciente acredita na sua qualidade técnica e no seu genuíno empenho na luta contra a doença que ele é portador. Na Medicina, e **especialmente na Oncologia, o que faz com que o médico seja reconhecido não é somente a sua capacidade de lidar com a doença, mas também a sua sensibilidade para lidar com o indivíduo.** Ou seja, o nível de conhecimento técnico aliado as suas qualidades humanísticas são os alicerces para que o oncologista se destaque.

Podemos comparar essa questão a um voo de avião. Ao ingressar em uma aeronave você, como passageiro, prefere que um amigo seu que acabou de tirar o brevê pilote ou escolhe viajar com um piloto experiente e com mais qualificações? Garanto que as pessoas sempre irão preferir um piloto experiente e competente.

Processo semelhante ocorre na Oncologia. Um paciente pode até aceitar um médico arrogante que não olhe nos seus olhos e que não tire suas dúvidas, desde que esse profissional seja o melhor de todos. Mas é claro que este não é o ideal, pois o conforto e a segurança passadas são fundamentais na luta contra um câncer. O mais recomendável é que além de uma excelente reputação técnica, o médico também seja parceiro nessa luta.

Respeito, afeto, carisma e empatia são valores adquiridos durante a primeira etapa de formação do indivíduo, no âmago da família. Não acredito que estes valores podem ser ensinados em uma faculdade. Com tristeza, percebo médicos que evitam se colocar no lugar de seus pacientes e tornam a relação cada vez mais distante, ao invés de aproximá-los. Quando este sabe que além de um profissional bem qualificado o médico é alguém com quem se pode contar, o relacionamento fica mais fácil. O paciente terá mais segurança para aceitar tratamentos e orientações.

Atenção às mudanças de cenário

Certamente avanços nas tecnologias da comunicação e mudanças sociais podem influenciar a relação. Um dos novos fatores que provocou mudanças no cenário desse relacionamento foi a rede de computadores - a internet. Diferente de 20 anos atrás, hoje muitos pacientes chegam ao consultório munidos de informação e, por consequência, com mais dúvidas do que de costume. Ter curiosidade sobre a doença e sobre suas características é positivo, pois mostra que ele quer entender o que está acontecendo.

O problema da internet está na quantidade e na qualidade das informações, o que provoca confusão, desorientando mais que orientando. A ausência de filtros sobre as informações é prejudicial. A dica para não deixar o paciente acreditar em qualquer informação que leu na internet é se colocar à disposição para tirar dúvidas e discutir com ele a veracidade do que foi acessado. A partir deste ponto, é preciso discutir se aquela informação adiciona algo de relevante ao tratamento.

Mais uma vez, fica comprovado que o diálogo traz muitos benefícios. **Quando esta relação se mostra insuficiente ou deficitária em qualquer aspecto, o paciente tentará supri-la por outros canais, como a internet.** Por outro lado, se o médico se mostra presente e atencioso, e coloca-se efetivamente como um auxiliador, a "desinformação" causada pela internet tende a perder força.

Em alguns países como, por exemplo, os Estados Unidos, a relação médico-paciente endureceu mais do que o normal. Isto aconteceu ao longo dos anos por causa da quantidade de processos judiciais, o que por enquanto não é uma realidade no Brasil. O receio dos médicos norte-americanos quanto à possibilidade de um processo fez com que eles se distanciassem de seus pacientes. E a recíproca é verdadeira, já que estes também aprenderam a ter uma postura mais fria.

A inovação que se busca para aprimorar esta relação está ligada à qualidade técnica do profissional. Quanto melhor ela for, mais claramente pode-se explicar ao paciente do que ele sofre, o que evita interpretações errôneas e distorções de qualquer natureza.

Momentos difíceis

Recentemente atendi um rapaz de 18 anos que, infelizmente, sofreu com o agravamento da doença. A família toda, que é de outro país sul-americano, se mudou para o Brasil: pais, irmãos e até a namorada. Apesar de todo o empenho e do apoio da família, descobrimos uma metástase. É duro dar a notícia, principalmente quando ela é ruim. Mas a única forma de fazê-la é se colocando no lugar do paciente e, respeitando suas limitações, informar com dignidade e honestidade.

Até brinco dizendo que a minha consulta – que tenho consciência de ser mais cara que a média – custa na verdade R$1 (um real) e o restante do valor é atribuído à insalubridade. Existe uma carga emocional muito pesada que compartilhamos. Não há como se desvencilhar dessas duras emoções. Com a família às vezes é mais fácil de lidar, pois podemos falar abertamente e chamar atenção para os pontos importantes que devem ser observados. **Para**

o paciente é mais complicado dar certas notícias, mas nunca uso palavras negativas que possam levá-lo a desistir ou a perder a esperança. Sou positivo, no sentido de incentivá-lo a ser guerreiro e continuar acreditando na força do tratamento. Se eu não desisto, eles também não devem desistir. É assim que penso. Sei, entretanto, reconhecer quando não vale mais à pena lutar. Nesta situação, é dever do médico manter a pessoa o mais confortável possível e preservar sua dignidade ao máximo.

Em caso de falecimento iminente, converso com os familiares sobre tudo, até sobre os planos após esse possível evento, como testamentos e burocracias, que muitas vezes pegam as pessoas de surpresa e fazem com que o momento se torne ainda pior. É importante lembrar que a sociedade brasileira não vê a morte como um caminho natural e não tem o costume de se preparar para ela. É uma questão cultural. Os meus treze anos de trabalho nos Estados Unidos me ensinaram o quanto isso é importante.

Na Oncologia, lidamos o tempo todo com a frustração. É duro perceber o avanço da doença ou constatar que o paciente não irá vencê-la. Sempre me pergunto o que poderia ter feito de melhor e esta pergunta vem impregnada de dor.

Nunca me esquecerei de um caso em que a situação se inverteu e eu fui consolado pelo paciente, de somente 30 anos, e por sua esposa após um resultado negativo. Esse nível de cumplicidade e de confiança acontece quando o paciente e sua família reconhecem que tudo que estava ao alcance do especialista foi feito, apesar de já estarem previamente avisados de todas as possibilidades. Mas não deixa de ser uma situação muito delicada.

É impossível não se apegar e não criar laços, mas para que o oncologista possa manter a própria saúde é preciso construir uma vida fora do ambiente de trabalho. Todos os dias, de manhã cedo, vou para a academia me exercitar e não deixo de brincar com meus filhos, o que é uma profunda fonte de alegria. É importante manter uma rotina fora do ambiente hospitalar, para evitar o sofrimento com esta carga.

Família: tão importante quanto o paciente

Na Oncologia, a participação da família é imprescindível. Quando existe participação, tudo fica mais fácil. A atenção dos familiares faz com que o paciente tenha mais força para lutar. Quando os parentes estão presentes, o médico deve prepará-los para o que pode vir pela frente. É muito importante que haja essa interação, pois isso tranquiliza a todos os que atravessam aquele momento delicado.

Um dos pacientes que mais me marcou foi um senhor que fazia tratamento há anos. Apesar de algumas melhoras, de tempos em tempos o câncer ressurgia. Guerreiro, ele não perdeu o bom humor mesmo quando as notícias começaram a ficar ruins. Sempre que tinha oportunidade agradecia a equipe dizendo: "obrigado pelo empenho". Soube desde o início que ele, com uma dignidade incrível, confiava muito no nosso trabalho, o que ficou comprovado após o seu falecimento.

Quando nos relacionamos muito tempo com as pessoas, criamos laços de amizades que vão além da simples relação profissional. Seu caso permanece até hoje vivo para mim como um grande exemplo: até o fim, este senhor buscou alternativas e soluções para as adversidades colocadas em seu caminho. Ele era um *gentleman*. Recebemos mais um agradecimento e reconhecimento um dia depois da sua morte: "todos trabalharam duro para me ajudar e eu reconheço o esforço – obrigado por tudo". Ressalto que reconhecer o sucesso é um ato banal, mas reconhecer o esforço genuíno é um ato de pessoas nobres.

DOSSIÊ ONCOLOGIA

A Oncologia apresenta uma relação médico-paciente delicada. O médico deve ter sensibilidade ao tratar de situações difíceis e atuar como educador, no sentido de destituir mitos e inverdades sobre o câncer.

Quase sempre, além do paciente, a relação nesta especialidade envolve outros familiares. O oncologista deve preocupar-se com cada um destes indivíduos.

O preconceito e a desinformação são elementos que dificultam este processo. O senso comum associa imediatamente o diagnóstico de câncer à morte ou a tratamentos dolorosos e traumáticos. Porém, em mais de 70% dos casos, quando diagnosticado e tratado corretamente, o câncer é passível de cura.

O oncologista deve ter especial atenção com a sua postura. Jamais usar abordagens negativas e incentivar sempre tanto o paciente quanto seus pares.

Enfrentar um câncer não é uma tarefa fácil. Por este motivo, requer da equipe um parâmetro de exigência acima dos habituais. O ambiente físico que irá hospedar o paciente também é fundamental para que este fique confortável e à vontade e não prejudique a sua qualidade de vida.

OBSTETRÍCIA

por Bussâmara Neme

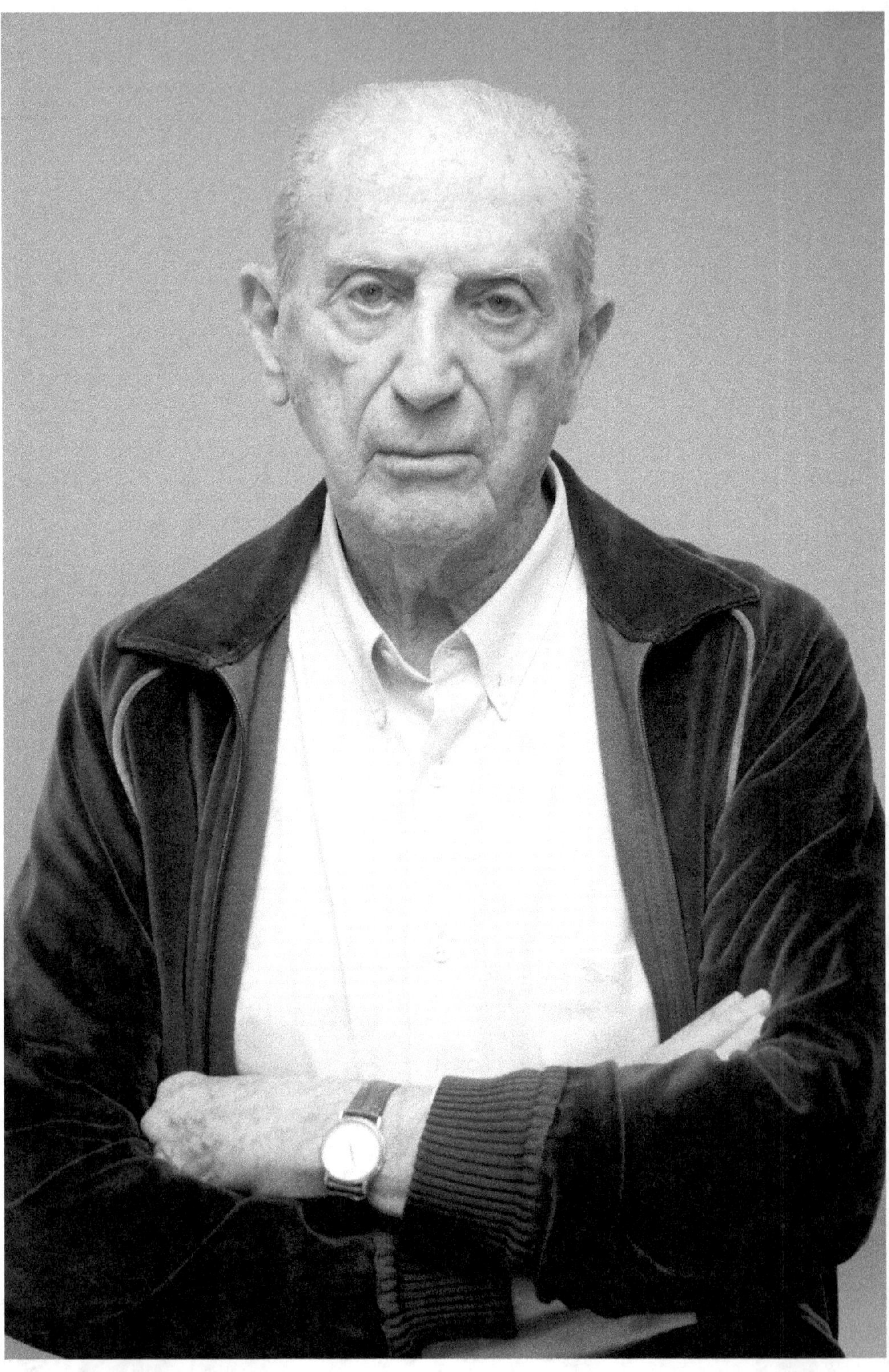

APRESENTAÇÃO

Bussâmara Neme, com seus 94 anos de idade e 70 de profissão, é um médico singular. Sua experiência e percepção aguçada permitem uma visão atualíssima do cenário da Medicina e, mais especificamente, da especialidade na qual atua. Em sete décadas, Bussâmara aprendeu não apenas a tratar suas pacientes com delicadeza e respeito, mas também a dialogar com elas e a humanizar o processo de relacionamento.

No texto apresentado a seguir, percebemos o quanto é especial a relação que se desenvolve entre o obstetra e suas pacientes. Pautada absolutamente na confiança, lealdade e até mesmo na cumplicidade, esta relação só existe quando há o total comprometimento.

Ele critica a crescente substituição dos médicos por aparelhos e técnicas cada vez mais modernas, o que acaba por afastar o profissional das pessoas. Também chama a atenção para as mudanças que ocorreram diretamente no perfil das pacientes com o advento da internet.

Bussâmara Neme é graduado pela Faculdade de Medicina da Universidade de São Paulo (USP) e especializado em Clínica Obstétrica pela mesma faculdade. Atualmente é professor titular da Pontifícia Universidade Católica de São Paulo (PUC-SP) e da Universidade Estadual de Campinas (Unicamp). Já atuou como docente em diversas faculdades. Possui inúmeros títulos publicados sobre a sua especialidade.

INTIMIDADE QUE MERECE RESPEITO
por Bussâmara Neme

Uma relação delicada e de extrema confiança

Na Obstetrícia, tudo está relacionado com a confiança que a paciente deposita no médico. De início não é fácil. Nenhum cardiologista, por exemplo, consegue a simpatia, a amizade ou o respeito que um obstetra ou ginecologista recebe de uma paciente. É mais fácil para a paciente mudar de cardiologista do que de ginecologista.

A mulher que foi examinada por um médico com quem constituiu uma relação de respeito, não quer se colocar em exposição para outros. Já com outras especialidades, basta surgir alguma notícia estranha e o profissional é trocado. Quando a relação médico-paciente é boa na minha especialidade, a lealdade é mútua: as pacientes confiam no médico e até o defendem.

Quando o profissional é jovem, em começo de carreira, percebe-se uma natural relutância das mulheres em serem atendidas por ele. Mudar esta questão depende apenas do próprio especialista. Se alguém reclamou de sua conduta, é porque em algum momento ele foi descortês ou infringiu as regras do pudismo. Hoje, na Ginecologia, há muito mais médicas mulheres do que no meu tempo de recém-formado. Não existem mais diferenças neste aspecto. Acredito até que os homens ginecologistas possuam uma clientela maior do que as mulheres, talvez por se esforçarem mais para conquistá-la.

O fundamental é a confiança. No caso particular da Obstetrícia, é necessário que a paciente confie no profissional. Este, por sua vez, deve fazer por merecer a confiança. Os médicos devem tratar as mulheres que entram em sua sala como tratariam uma irmã e ainda promover todo o apoio possível sem pensar em provento algum. Seu foco deve estar em melhorar a qualidade de vida das pessoas.

Sou um médico "das antigas", com 94 anos de vida e 70 de formado. Minha vida e minha profissão se confundem. Minhas clientes são tão afetivamente ligadas a mim que não consigo parar de trabalhar. Quero passar para o meu filho, que é médico também - obstetra e ginecologista – mas elas insistem para que eu continue atendendo. Naturalmente, as clientes mais jovens desaparecem, enquanto as mais antigas permanecem. Não tenho a menor dúvida de que é a qualidade de relação estabelecida que faz a minha clientela continuar.

A única questão que cria problemas na relação médico-paciente é o honorário. Esta é uma parte complicada da profissão, pois nunca tive facilidade para determinar quanto deveria cobrar por uma consulta ou procedimento. Sempre fiz o possível para cobrar o mínimo, porque o médico precisa dar o direito a uma paciente menos favorecida financeiramente de poder se consultar com ele. Um professor de Medicina, por exemplo, que era meu chefe na residência, dizia que "a consulta deve ser bem baixa para a cliente não ser tolhida a procurá-lo". Quando os médicos fazem uma cirurgia ou um parto, fica mais difícil. Em um momento de emergência, acredito que o médico deva cobrar pelo procedimento em função das condições financeiras da cliente. Este é o momento que pode gerar alguma divergência.

Meu consultório fica em São Paulo e sempre tive uma grande clientela oriunda da comunidade libanesa, considerada uma das mais ricas da cidade. Mesmo assim, às vezes, ao dizer o meu preço, ouvia: "mas isso é muito. O que o senhor cobra é um absurdo". Então eu respondia: "você procurou o melhor hotel da cidade e agora quer pagar por um hotel simples na Estação da Luz?" Quando a situação acontece com alguém mais pobre, **eu falo o valor da consulta e pergunto se a pessoa pode pagar. Se não puder, pergunto quanto ela pode pagar. Nunca deixei de atender ninguém por um problema pecuniário. Sempre tive essa consciência.**

Mudanças no atendimento

A cada etapa da vida do médico há uma mudança considerável no tipo de relação que existe com os seus pacientes e há influência dos fatores externos. Exemplo: **no começo da minha carreira, na primeira consulta de Obstetrícia, eu não fazia toque vaginal. Este procedimento era realizado apenas na segunda consulta, quando já tinha conquistado a confiança da paciente. Hoje, esse cuidado não existe mais.**

A mentalidade popular mudou sobre a minha profissão. Imagine o começo da minha vida profissional, trabalhando no Hospital das Clínicas e lidando com uma clientela popular, quer dizer, dependente da assistência pública. Nesse momento, uma boa relação é importante para que o profissional tenha condições de tratar esta cliente com a mesma atenção que dedicaria a um atendimento particular.

Grande parte da minha experiência foi adquirida no atendimento à população de baixa renda. E muitas destas pessoas procuraram o meu consultório mais tarde, quando melhoraram financeiramente.

Outro desafio é o tempo disponibilizado para cada atendimento. O profissional tem três horas disponíveis no consultório, mas muitas vezes precisa atender 20 pessoas. Uma consulta mal feita não se justifica pela falta de tempo, mas é a força da situação. No momento, este é o retrato da Saúde no Brasil.

Sem dúvida, a pressão dos planos de saúde interferiu na relação médico-paciente. Sempre afirmo que o médico não deve aceitar realizar uma consulta em 20 minutos. Neste tempo, não dá nem para entender o que a paciente sente. A consulta tem um limite natural e o médico deve fazê-la sem a preocupação de tempo.

A relação também muda de acordo com a localidade do atendimento. Na clínica privada, por exemplo, não acho que o médico tenha se distanciado do seu público. Mas na clínica de indigência ou semi-indigência de planos de saúde, isto ocorre porque o médico é muito mal remunerado. O que ele deveria fazer nesta situação? Deixar o cargo, mas nem sempre isto é possível e o profissional se vê obrigado a aceitar esta condição. No final, trata o paciente de maneira inadequada devido à falta de tempo.

Diante de todas estas questões, que conselho posso dar a quem está se formando agora? Seja médico, porque é preciso ter estudado Medicina por vocação. **Para um jovem estudante, o Juramento de Hipócrates pode parecer um exagero, mas ele precisa ser seguido. E esta é a questão: o médico não segue o juramento.**

Lidando com o público

O paciente não é atendido apenas pelo médico. Outras pessoas interferem neste processo. Tive na minha vida profissional três secretárias, incluindo a atual. Uma ficou 30 anos comigo e a outra por quase 40. Uma delas começou em meu consultório com 16 anos e saiu daqui já adulta.

A simpatia da recepcionista tem um valor imenso. É preciso delicadeza para explicar à paciente que ela não poderá ser atendida naquele horário que deseja, pois o consultório está cheio. Se uma recepcionista é ríspida com a clientela, isso prejudica seriamente o consultório. A combinação de competência e compreensão de uma colaboradora é importante para a imagem do serviço.

Os médicos podem até achar que o paciente não percebe quando ele corre com a consulta, mas não é verdade. O paciente sabe quando é atendido de maneira pouco condizente. Às vezes, observamos um profissional muito preparado e sem clientela. Por outro lado vemos um especialista sem tanta experiência mas com uma clientela imensa. Como se explica esta situação? A resposta está na relação médico-paciente.

O bom médico conquista as pessoas, ao ponto até mesmo delas aceitarem pequenos erros que porventura sejam cometidos. Mas de um médico com o qual não há um bom relacionamento, o paciente não aceita equívocos, por menores que sejam. Eu cometi meus deslizes no início da carreira, porque antigamente a Obstetrícia era muito mais difícil de ser exercida. Atualmente, qualquer médico realiza uma cesárea e não existe mais parto vaginal difícil. Várias vezes passei por dificuldades na hora do parto, mas nunca houve um processo contra mim, porque as pacientes me respeitavam.

Em certa ocasião, fiz uma transfusão de sangue em uma paciente no Hospital Matarazzo. Eu era médico interno e bem jovem, em 1945. Com as transfusões, ela teve um choque e quase morreu, porque naquela época não sabíamos que existia o fator sanguíneo diferente (RH) e foi a primeira vez que isto aconteceu. Foi um barulho. Meu professor queria publicar o caso e dei alta a essa paciente de maneira inadvertida. Ouvi dele que seria demitido no dia seguinte se não a encontrasse. Procurei em todos os lugares até encontrá-la. O marido não queria que ela voltasse ao hospital, mas a própria mulher disse: "vou sim porque o doutor me tratou muito bem." **Isso é o intercâmbio, a conquista, a simpatia, a amizade e o respeito. Este tipo de reconhecimento não está à venda, nem pode ser adquirido com algum MBA: somente através de dedicação e seriedade.**

Vejo hoje o médico com uma pressa que nunca vi antes. Aparelhagens e exames cada vez mais modernos, se bem utilizados, podem ajudar na relação médico-paciente, pois possibilitam uma consulta mais completa e rápida. O problema é quando as pessoas acham que estes aparelhos substituem o profissional. Por mais modernos que sejam os exames e outros procedimentos, o essencial desta relação ainda é o contato presencial.

Antigamente, o médico se formava em Obstetrícia e era um parteiro. Agora, existe o ginecologista e criaram um sujeito chamado tocoginecologista, aquele que faz Ginecologia e Obstetrícia. Ele não faz bem nenhuma das duas, porque as especialidades cresceram muito. Estive em uma conferência em Lindóia e pediram para que eu falasse sobre a evolução da Obstetrícia e da Ginecologia nas últimas sete décadas, pois descobriram que eu tenho 70 anos de formado. O fato é que mudou muito neste período: a Obstetrícia está grande e a Ginecologia, maior ainda.

Este crescimento interferiu na relação médico-paciente, porque o obstetra não domina todos os assuntos. Imaginemos o caso da Obstetrícia, por exemplo: sou obstetra, mas não sei Medicina Fetal, não sei estudar o feto. Um colega meu, que nem é médico e nem obstetra, faz Medicina Fetal. Ninguém domina mais a especialidade totalmente. O perfeito seria associar todos estes conhecimentos que estão relacionados e são necessários de alguma forma.

Esta questão se reflete na minha prática diária. Quando me deparo com um caso que está fora do meu escopo de atuação, encaminho para um profissional conhecido. Porém, não se trata apenas de encaminhar o paciente. É preciso acompanhá-lo, saber com o colega médico qual foi a evolução do tratamento, pois este cuidado inclusive dá base para que o médico o atenda melhor quando este retornar. Infelizmente, não é o que acontece. Embora indique o paciente para outro especialista, o médico não tem o menor diálogo com o seu colega de profissão.

Outra questão importante é a influência de outros meios, como a internet. As pessoas pesquisam sobre as doenças em sites e acham que sabem tanto quanto o médico. Alguns chegam ao consultório com orientações e informações que o próprio especialista desconhece. Muitas vezes, leem na *web* algo sobre um novo tratamento cujo resultado ainda não foi testado e comprovado cientificamente. Acredito que esta questão dificulta a relação. **Conheço vários colegas que se irritam com esta situação, o que gera um choque de confiança e credibilidade. Nem sempre a paciente aceita a orientação e muitas vezes o médico não tem paciência para dialogar e convencer o seu interlocutor.**

Eu, por exemplo, não lido com internet. Mas a minha secretária trabalha com essa tecnologia e eu a acompanho. É importante que mesmo sem conhecimento aprofundado, o médico esteja ciente das novidades, para poder se atualizar. Eu não teria chegado aos 70 anos de trabalho exercendo minha profissão sem me atualizar constantemente.

A era da cesárea

O parto vaginal era muito traumático antes, porque nós não tínhamos os antibióticos. Imagine uma mulher que está em trabalho de parto há 14 horas: se precisasse realizar uma cesárea, possivelmente morreria. Naquela época, 10% das pacientes não sobreviviam à cesárea. Hoje, os antibióticos trazem segurança para este procedimento.

Por outro lado, o parto vaginal tem que ser muito bem feito. Mas, infelizmente, não temos parteiros de boa formação. Quando eu morrer, acho que não teremos mais quem ensine os novos profissionais a fazer um parto bem feito por via vaginal. Apenas eu e outros seis médicos da antiga aprendemos a fazer o parto normal e ainda ensinamos para outras gerações.

Estive em Manaus durante uma conferência e um aluno me perguntou:

— Dr. Neme, se o senhor está fazendo um parto, a cabecinha do neném desceu, desceu mais e já dá para ver o cabelinho dele, mas não nasce. O que o senhor faz?

— Faço uma aplicação de fórceps – respondi.

— Um fórceps? Mas nós nem temos esse instrumento aqui.

— Mas o que é que você faz? – indaguei.

— Monto numa cadeira e empurro. Quando ela tem contração, empurro com violência – disse a pessoa.

— E se não nascer? – indaguei novamente.

— Aí eu faço cesárea.

Este diálogo mostra a incompetência para assistência ao parto vaginal. Por quê? Porque a cesárea hoje ficou muito mais segura. A mulher atualmente não quer muitos filhos e também não aceita ficar com uma ruptura de períneo. Esta é uma mudança de perfil que precisa ser observada. Acredito que esta postura enfraqueça o relacionamento, pois a gratidão que se estabelece entre uma mulher que teve parto normal e seu médico é muito diferente dos demais casos, onde há apenas a operação.

As experiências que relato neste artigo começaram no meu tempo de residência, quando fiquei por oito anos "morando" na maternidade. Atualmente, os médicos fazem residência de apenas três anos. Na Obstetrícia, o parto requer preparação porque o inusitado pode acontecer, diferente de uma cesárea previsível e segura. Acredito que a Obstetrícia seja uma especialidade que se difere das demais na relação médico-paciente devido a estas particularidades.

DOSSIÊ OBSTETRÍCIA

Na Obstetrícia, a paciente precisa obter 100% de confiança no médico para que o tratamento siga de forma adequada. Ser cortês com as mulheres, respeitá-las e, acima de tudo, preservar sua intimidade é mais que um dever para este especialista.

Por ter acesso à intimidade de suas pacientes, o obstetra precisa agir com sensibilidade. Quando isso acontece, o nível de lealdade normalmente é alto. Depois que uma paciente e seu médico constroem uma sólida relação, ela dificilmente trocará de especialista.

Os equipamentos modernos devem ser bem utilizados para otimizar o tempo de consulta e torná-la mais completa. Mas eles não devem substituir o médico.

Em grande parte dos casos, ele será mais um pilar de sustentação para esta paciente, que confidenciará a ele elementos importantes de sua conduta social e pessoal. Para isso, é importante que o médico dedique um tempo maior às consultas.

DERMATOLOGIA

por David Rubem Azulay

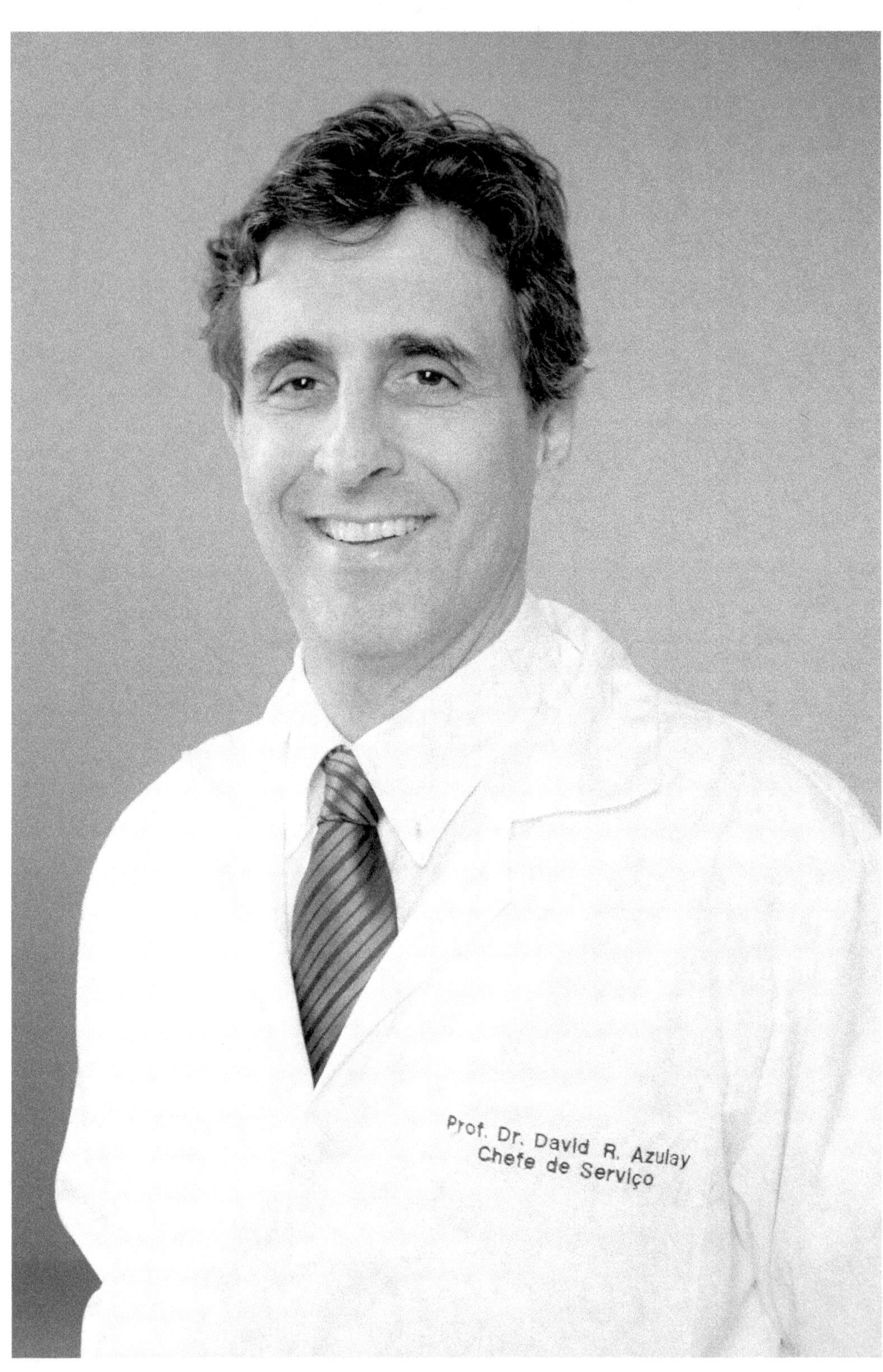
Prof. Dr. David R. Azulay
Chefe de Serviço

APRESENTAÇÃO

O dermatologista David Rubem Azulay tem um posicionamento crítico quando o assunto é o relacionamento construído com seus pacientes. O médico é enfático ao afirmar que, em alguns casos, é mais vantajoso dispensar um paciente do que ter problemas no futuro e ainda prejudicar sua imagem com reclamações de pessoas insatisfeitas.

O excessivo tecnicismo não é a única ameaça a uma boa relação. A postura dos profissionais costuma gerar distanciamento, descrédito e desconfiança. Na Dermatologia, isso leva um número grande de pessoas a buscarem a automedicação. Os meios de comunicação também contribuem no sentido de dificultar a relação ao "venderem" soluções imediatas e irreais para diversos problemas.

Alguns pacientes ficam tão alienados pelos ideais de beleza promovidos pela mídia que simplesmente não aceitam a orientação sensata do dermatologista. Este deve conduzir o diálogo na tentativa de orientar as pessoas sobre o que deve e o que não deve ser feito. Isso apenas reforça o papel do novo médico, que vai muito além de aspectos científicos.

David Rubem Azulay graduou-se em Medicina pela Universidade do Estado do Rio de Janeiro (Uerj) e obteve o grau de mestre em Dermatologia pela Universidade Federal do Rio de Janeiro (UFRJ). Atualmente, é vice-presidente da Sociedade Brasileira de Dermatologia - regional Rio de Janeiro - e chefe de serviço do Instituto de Dermatologia Professor Rubem Azulay da Santa Casa da Misericórdia do Rio de Janeiro. Possui diversos títulos publicados.

O DESAFIO DE VENCER EXPECTATIVAS IRREAIS
por David Rubem Azulay

Uma especialidade moldada pela mídia

O fundamento ideal para uma boa relação médico-paciente tem como base o desejo do médico de apresentar soluções ou conforto para quem adentra o seu consultório. Ele deve querer bem ao próximo, buscar ajudar os pacientes e vê-los como pessoas que precisam de auxílio. Acredito que este seja o ponto de partida.

Muitos estão absolutamente focados em ter uma carreira de sucesso, mas será que não é evidente que quando desenvolvemos relacionamentos efetivos com nossos pacientes, isso repercutirá de alguma forma nos resultados? No caso da Dermatologia, em que existem muitas doenças crônicas e sem cura, é importante que o médico goste da profissão e a exerça com prazer, para que consiga transmitir esperança. Quando inexiste a possibilidade da cura, não quer dizer que não exista a possibilidade de melhorar a qualidade de vida.

Se o profissional mantém o espírito de seu paciente animado em relação ao tratamento, certamente terá melhores resultados não só por conta da atitude psicológica favorável, mas também pela própria cooperação da pessoa. Além de obter maior empenho, isso impede que o indivíduo tome medidas por sua conta e risco, ou seja, através de automedicação.

Partimos então para outro questionamento: de onde vem este déficit na formação? Seria algo individual, de caráter intimista, ou tem relação direta com a formação que recebemos na faculdade? Não é cabível afirmar que isso é ensinado nas faculdades do país de uma maneira satisfatória. Embora lecione em duas faculdades, não sei exatamente o que acontece com as instituições neste sentido. O ideal seria que uma formação mais humanista fosse valorizada inclusive pela sociedade, ao contrário do que vemos.

O tecnicismo ganha cada vez mais espaço e a antiga visão romântica não está mais presente no cotidiano dos jovens, tampouco é valorizada como deveria. A Medicina passou a ser realizada em grande medida pela interação com aparelhos e máquinas. Como consequência, o médico tem pouco contato, não ouve o suficiente e está sem tempo para dialogar com os pacientes.

Os efeitos dessa precariedade podem ser sentidas diretamente nos custos, cada vez mais elevados. O distanciamento entre médicos e medicados e o fraco vínculo existente entre eles tornam a Medicina mais improdutiva e onerosa. Sem contar no desencadeamento, em número crescente, de processos judiciais. Virou uma indústria: "a indústria do erro médico".

Outro sintoma é o excesso de pedidos de exames complementares. Isso acontece porque não se faz um exame clínico adequado. Quando o paciente não confia no especialista e busca uma segunda opinião, o sistema também se encarece. Mais uma evidência do processo de desumanização da Medicina. Claro que este movimento não é exclusivo dos médicos. O problema, em parte, se origina nas pessoas, que tendem a confiar e desejar cada vez mais as máquinas. De certa forma, elas acreditam que a tecnologia pode resolver todos os seus problemas, mas na realidade, ao entrar neste turbilhão da vida moderna, perdem algo mais valioso, que é o contato humano. Esta maneira de pensar encontra espaço e defensores em praticamente todos os meios de comunicação: internet, TV, mídia impressa etc.

O paciente da Dermatologia

Acredito que haja especificidades entre os pacientes da Dermatologia. O principal motivo é pela doença da pele ser visível e, dependendo de alguns fatores, catastrófica do ponto de vista psíquico. Esta percepção holística faz muito sentido, pois ninguém sofre exclusivamente de um problema dermatológico.

Imaginemos alguém que apresenta dismorfofobia, quer dizer, é uma pessoa que "cisma" com determinada parte do corpo, como um sinal, rugas ou mesmo com o formato do nariz. É uma situação parecida com a sensação de palpitação na Cardiologia. Qual o papel do médico ao lidar com essa pessoa? Esta questão é muito complicada. É também de suma importância reconhecer os nossos limites técnicos e saber o momento de encaminhar um paciente ao psicoterapeuta ou mesmo ao psiquiatra. Este é outro desafio, pois nossa sociedade tem pouca facilidade em aceitar a doença psíquica.

A mídia, por sua vez, fala muito da Dermatologia ligada somente a questões externas, ou seja, à estética. **Existe um crescente ideia de que as pessoas não podem envelhecer de nenhuma maneira. Estes ideais de vida massificados criam necessidades que não existiam. Estas novas demandas por vezes são totalmente irreais e não estão relacionadas à saúde.**

Vejo que as pessoas entram em verdadeiro desespero por não conseguirem acompanhar os ideais de beleza vendidos pelos meios de comunicação. A desinformação, a falta de conhecimento e o despreparo dos especialistas para lidar com este tipo de situação só reforçam o problema. Muitos são levados a fazer qualquer coisa em nome da juventude eterna. Procuram a Dermatologia com este objetivo.

Outro problema são os boatos sobre o que funciona e o que não funciona. Alguns resolvem experimentar um tratamento ou remédio por conta própria, apenas por terem ouvido falar ou por terem lido na internet. O paciente que confia no seu médico e tem uma boa relação com ele jamais tomaria esta atitude.

Mas nem sempre a interferência dos meios de comunicação é desfavorável. O paciente, por exemplo, pode chegar ao consultório com mais informações e, portanto, mais preparado. É verdade também que, muitas vezes, ele pode trazer informações tão específicas que até o dermatologista as desconhece.

O desafio está em reduzir a distância entre uma informação coletada e a realidade. Muitas vezes, os dados obtidos na internet se perdem porque não são contextualizados. Por vezes, chega-se a uma interpretação errada.

A televisão, entre todas as mídias, é a que direciona melhor a informação, no meu entender. Porém, podemos observar que ela comete certos excessos com o objetivo de gerar notícia. Em grande parte dos casos, eles tratam de hipóteses e teorias que ainda não possuem qualquer sustentação ou comprovação científica, o que ultrapassa os limites da ética.

O excesso de informação também pode prejudicar. Qual é a impressão das pessoas sobre o protetor solar? Elas acham que devem usar o protetor para pegar sol. Na verdade, é necessário se proteger do sol o tempo todo. Mas se faz justamente o oposto: usa-se o protetor solar como passaporte para ir ao sol.

Precisamos ponderar sobre isso. Não adianta pensarmos que o paciente fará exatamente o que dizemos e tomará todos os cuidados que indicamos. Nesse mundo com excesso de competição, muita correria e desestruturação familiar, fica fácil ver as pessoas buscando soluções fáceis e rápidas.

Equipe e estrutura do consultório

Se o médico tem uma equipe, é importante que ele tome cuidado com as pessoas escolhidas. Imagine uma recepcionista ou uma pessoa da limpeza que fala mal da organização da clínica, diz coisas impróprias sobre o especialista etc. Este fato gera uma situação bastante conflitante.

O aspecto físico e a apresentação do próprio médico são detalhes que também merecem atenção. E a tendência é a sofisticação do uso da gravata ou do jaleco, copiando o padrão norte-americano. Na verdade, isso não necessariamente traduz os bons princípios que podem nortear a relação médico-paciente. Pode ser apenas uma questão de marketing, que é o contrário do que abordo aqui. Claro que o marketing adequado tem um grande valor na área médica, mas não é disso que estou tratando.

Expectativas fora da realidade

Na Dermatologia, há um excesso de inovações ou de produtos, que prometem determinados resultados que nem sempre são reais. É preciso filtrar as novidades. Este é o melhor caminho para não cair neste tipo de "armadilha". Devo reconhecer que sou um tradicionalista diante das mudanças. O campo estético, por exemplo, não me interessa. Estou mais preocupado com a Dermatologia que exerço dentro do consultório, que é artesanal.

Apesar de ser tradicionalista nesse sentido, estimulo meus alunos e professores na Santa Casa da Misericórdia a se modernizarem. Procuro estimulá-los a escrever trabalhos e livros, o que provoca uma dinâmica intensa. Com essa dinâmica, é possível estimulá-los também a enxergar a diferença entre o ético e o não ético.

Por outro lado, a vertente estética não tem limites. O conceito de saúde nesse momento é muito periclitante. Imaginemos uma pessoa que procura o dermato por conta de uma mancha no rosto. Se tivermos de retirar, é o que vamos fazer. Porém, a queixa estética ultrapassa os limites do conceito de saúde. O médico sente-se obrigado a tentar ajudar o paciente, dentro desse tipo de consulta "dermato-cosmética", mas não se posiciona bem. Por este motivo, não desenvolve uma relação adequada e não percebe que algumas demandas são impossíveis. Esse médico terá problemas, porque jamais será capaz de satisfazer ao seu paciente.

Às vezes, é melhor recusar o paciente do que realizar o tratamento para depois ter uma resposta negativa. É preciso entender que mesmo um procedimento feito adequadamente não será satisfatório para determinadas demandas. Na verdade, a solicitação desse paciente é apenas um sintoma das seus conflitos e aflições internas.

É claro que o mesmo cuidado e receio de que falo aqui para a Dermatologia também se aplica na Cirurgia Plástica. Quanto às expectativas irreais ou excessivas, sempre digo que, com certeza, é melhor recusar o paciente do que arrumar uma dor de cabeça enorme e desnecessária.

DOSSIÊ DERMATOLOGIA

O dermatologista deve superar alguns obstáculos para construir uma boa relação com seus pacientes. O primeiro deles é que as pessoas, influenciadas por modelos e padrões estéticos estabelecidos pela mídia, apresentam expectativas irreais sobre o resultado procedimento estético.

Outra questão é que uma doença dermatológica pode fragilizar o psicológico e a autoestima. Cabe ao especialista ter sensibilidade para conduzir este processo.

Como a estética é muito forte na sociedade moderna, há grande volume de informação disponível, o que representa tanto oportunidades quanto ameaças. De um lado, o paciente tem a possibilidade de estar melhor informado. Por outro, há uma série de informações desencontradas, sem comprovação científica ou mesmo boatos, o que gera confusão, automedicação e mais esforço do médico no sentido de conscientizar sobre o que é possível ou não.

Em alguns casos, o dermatologista deverá indicar apoio psicológico ao paciente. Há, nesta especialidade, forte impacto da ciência e tecnologia. Inovações, novos aparelhos e medicamentos são constantemente apresentados. Mas para um relacionamento saudável, nada pode superar o contato físico e a confiança.

PSIQUIATRIA

por Eduardo Barros

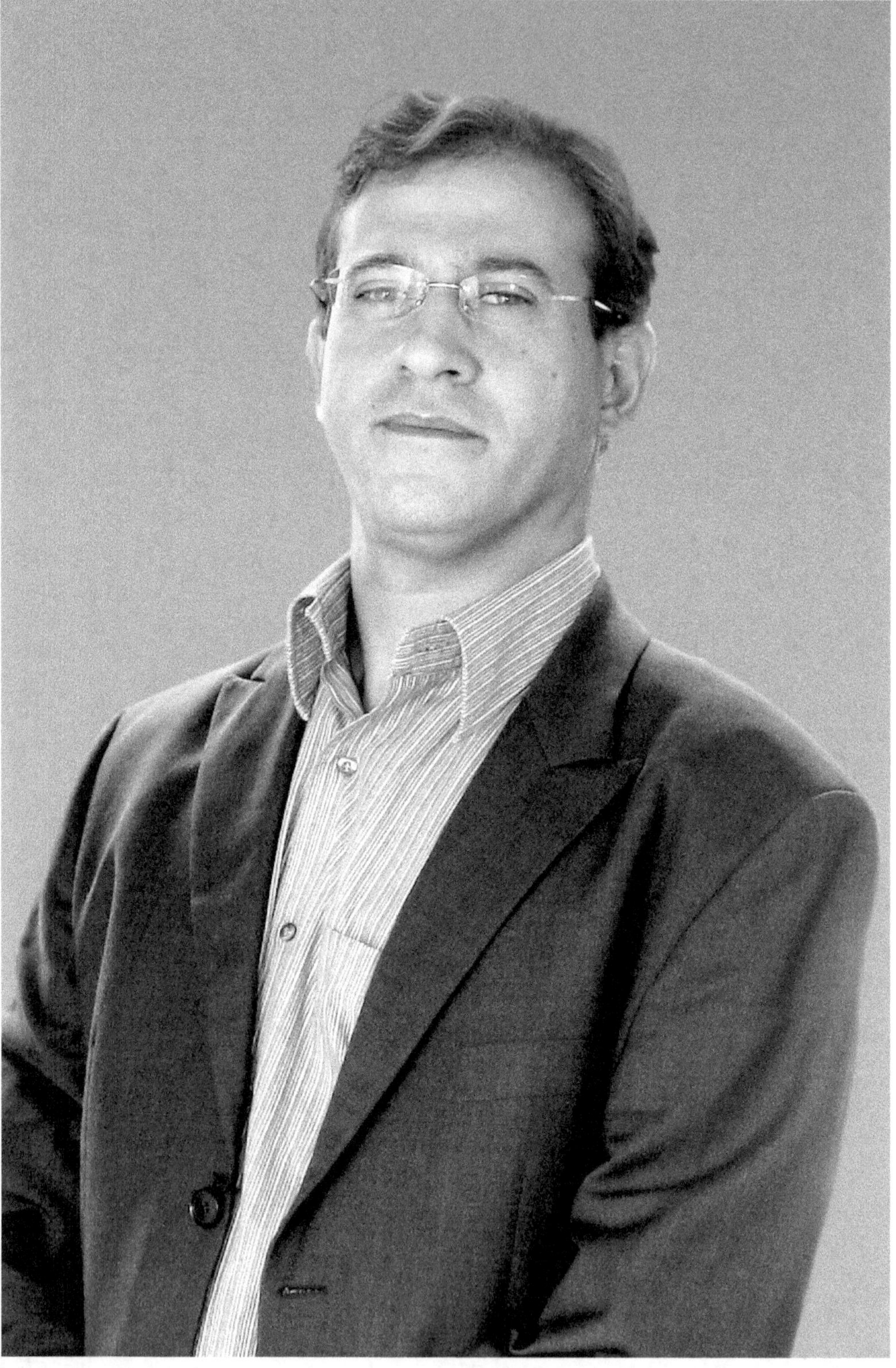

APRESENTAÇÃO

Normalmente, um indivíduo que apresenta determinado problema de saúde fica com seu emocional fragilizado, o que exige atenções especiais e cuidados redobrados do médico que preza pelo bom relacionamento com seus pacientes. Mas o que dizer do caso da Psiquiatria, onde muitas doenças influenciam e alteram diretamente o comportamento das pessoas? Para esclarecer quais são as nuances e características desta especialidade, o psiquiatra Eduardo Barros nos apresenta este artigo, onde fica evidente que existem cuidados e condições extremamente peculiares que norteiam o seu trabalho.

O paciente psiquiátrico é, antes de mais nada, um indivíduo que terá um nível de complexidade maior. De acordo com o transtorno apresentado, ele pode estar totalmente ausente da realidade. Portanto, se o profissional falha em conquistar sua confiança, o tratamento estará comprometido.

Ao psiquiatra, cabe o papel de médico, de intermediador da reinserção desta pessoa na família e na sociedade, além de educar o doente e seu núcleo de convívio social de maneira a potencializar os resultados.

Eduardo Barros graduou-se na Faculdade de Medicina de Volta Redonda e especializou-se na Escola Médica de Pós-Graduação da Pontifícia Universidade Católica do Rio de Janeiro (PUC-Rio). Atuou como pesquisador clínico da Havard Medical Internacional, nos Estados Unidos e, atualmente, é chefe do Setor de Pesquisa Clínica do Serviço de Psiquiatria da Santa Casa da Misericórdia do Rio de Janeiro. É professor de Psiquiatria da Faculdade de Medicina Souza Marques. Possui diversos trabalhos publicados.

COMUNICAÇÃO COM PACIENTES COMPLEXOS
por Eduardo Barros

Os desafios de lidar com o imprevisível

Na Psiquiatria, o cerne de um tratamento é a relação com o outro. Para um paciente com transtorno obsessivo-compulsivo, por exemplo, e que tem consciência desse transtorno, a relação com o médico só existirá se houver confiança absoluta. Ele só falará sobre seus hábitos e pensamentos a alguém em quem confie. Da mesma maneira, um indivíduo com delírio persecutório, no qual o pensamento está fora da nossa realidade, não seguirá qualquer orientação sem empatia.

A Psiquiatria pode ser dividida em transtornos menores e transtornos maiores. Os maiores concentram a esquizofrenia, as psicoses e o transtorno bipolar. Nos menores, encontramos os transtornos do sono, as fobias, os transtornos de ansiedade, além dos transtornos de personalidade. O paciente que apresenta os transtornos mais graves precisa de uma atenção diferenciada, pois existe uma tendência que este frequente mais os hospitais, através de emergências ou internações, do que os consultórios. Isto acontece pela própria gravidade do mal apresentado.

Outro fator são os custos elevados. Segundo alguns estudos, a esquizofrenia é tão grave quanto a tetraplegia em termos de custos para o seu tratamento. Estas são consideradas as duas condições mais dispendiosas para a sociedade, pois estas pessoas são consideradas incapacitadas no sentido mais amplo da palavra: muitas internações, os remédios são caros e o Estado nem sempre oferece suporte. O paciente mental grave, por todos estes fatores, acaba por ter uma vida muito sofrida, o que exige de nós sensibilidade e destreza.

Todos os detalhes devem ser pensados e organizados para estes pacientes de forma especial, para evitar que eles atentem contra a própria vida e contra a dos outros. Tratamos de um público potencialmente violento. Quando falamos do indivíduo fora de crise ou com transtornos menores, o que percebo é que se forma uma relação médico-paciente nos moldes tradicionais, onde a confiança e a cumplicidade entre as partes são de grande valor. Nos casos mais severos, será mais difícil desenvolver estes sentimentos. Na primeira entrevista, por exemplo, com pacientes desconfiados, o profissional deve evitar falar com outras pessoas, mesmo através do laptop ou celular, pois este pode achar que estão falando dele.

Visão distorcida sobre a especialidade

Em princípio, na Psiquiatria há sempre a expectativa de receber alta, que está ligada a um processo de cura. Porém, uma pessoa que procura um psiquiatra fica receosa. Alguns pensam que o psiquiatra é uma pessoa misteriosa, diferente dos médicos "convencionais". Este fato se reflete na adesão. Os números na Psiquiatria sobre a adesão aos tratamentos são muito piores do que na Clínica Geral. Observa-se em media 20% de adesão integral, contra 35% em clínica médica, principalmente pelo preconceito.

Possivelmente, este é um dos maiores obstáculos que esta especialidade enfrenta. Certamente a baixa confiança e a pouca empatia na interação entre o médico e seu público contribuem também para piorar ainda mais estas taxas. **Logo, o psiquiatra tem o trabalho de vencer esta imagem pré-moldada. Conduzimos a consulta da mesma maneira que um clínico: conversando e educando. Dessa forma, o indivíduo desmistifica essas crenças.** E, na maior parte das vezes, atua como um divulgador da Psiquiatria na sociedade e ajuda a diminuir os preconceitos.

Atualmente, esta especialidade está totalmente dentro do conceito médico. É importante que se ressalte isso, pois percebo uma visão distorcida sobre a Psiquiatria até mesmo entre os colegas médicos. Quando quebramos estes estigmas, todos ganham, afinal, não é incomum que eu tenha de interagir com outras especialidades. E o paciente precisa estar certo de que todos os profissionais envolvidos estão em harmonia.

Obstáculos a superar

Todos nós, médicos, quando entrevistamos um paciente pela primeira vez, traçamos um objetivo que queremos atingir dentro de certo prazo. De acordo com este objetivo, podemos averiguar se a situação dele está melhorando ou piorando. A cada novo elemento descoberto, preciso reavaliar a estratégia, rever objetivos e a condução do tratamento. Os novos parâmetros descobertos me forçam a rever minha conduta e linha de atuação. Através de um diálogo franco e aberto, procuro descobrir o que está acontecendo, buscando a maior quantidade de dados para embasar minhas decisões e orientações.

Alguns transtornos psiquiátricos precisam ser tratados através de um processo de educação. Imaginemos o transtorno bipolar, onde a pessoa alterna entre situações nas quais se sente muito poderosa e grandiosa (hipomaníaco) e outras em que não está bem. Meu papel neste tratamento também é de educador. Isso é necessário para que o indivíduo continue o seu tratamento mesmo nas fases em que parece estar bem.

Os membros da família também precisam ser educados. As pessoas precisam entender que apesar da aparência, este paciente não está em seu estado normal. Se a educação familiar não acontece, todo o tratamento pode ser prejudicado. Esta questão chega a ocupar quase metade do tempo de uma consulta. Procuro deixar o telefone e atualmente o e-mail à disposição. É uma forma de mostrar que podem realmente contar comigo.

Estes fatos nos levam a outra questão, relativa ao tempo da consulta. No consultório, geralmente levo de 50 minutos até uma hora com cada pessoa. Dentro da instituição pública, procuro não atender mais de dez pacientes por turno, o que muitas vezes é difícil, pela grande demanda. Claro que não basta apenas dedicar mais tempo. O psiquiatra deve estar atento a pequenos gestos que geram empatia no seu público. Pegar na mão da pessoa e olhar nos olhos são algumas pequenas ações que permitem que o paciente, aos poucos, confie no profissional. O psiquiatra deve ser hábil no relacionamento interpessoal.

A inserção de um indivíduo na família e na sociedade

Esta é uma questão extremamente importante, porque a Psiquiatria não é restrita à área médica, mas também inclui o papel do indivíduo na sociedade, na família e na religião, ou seja, nas suas relações. **Na maioria dos problemas psiquiátricos graves, a família precisa ser tratada em conjunto com o paciente. Isto porque dentro do mesmo ambiente, a doença mental pode influenciar a todos.**

Existe também a questão da família ser positiva ou negativa. Positiva é aquela que ajuda o médico e o paciente durante o tratamento: é a família que vai na consulta e que auxilia na administração dos medicamentos. Existe também a família negativa, que isola o doente, o discrimina e não lhe dedica a devida atenção.

Quando a família é positiva, estimulamos cada vez mais sua participação. É comum termos consultas dos pacientes junto com suas famílias. Neste caso, a excelente relação entre o profissional e o doente pode depender do envolvimento destas pessoas, que fazem parte do seu convívio diário.

Na relação médico-paciente faz-se necessário compreendermos o conceito de transferência e contratransferência. O paciente, ao chegar ao consultório, tem uma ideia pré-estabelecida sobre a figura do médico (consciente e inconsciente), que muitas vezes vai remontar a sua primeira relação com as pessoas, o que ocorreu na infância. E o médico precisa conhecer e adquirir o máximo de informações sobre o histórico do indivíduo que o procura em busca de auxílio, para compreender como ocorre este processo.

Existe outra questão que é a empatia. Eu posso gostar mais ou menos de um paciente, pois ele me faz lembrar alguma outra pessoa que tenha participado da minha vida de forma positiva ou não. Essa parcialidade deve ser neutralizada ao máximo: isto é a contratransferência.

Na Psiquiatria, procuramos fazer contratransferências positivas, possíveis somente para o profissional que tem um bom autoconhecimento. Se conseguir dar este passo, com certeza o médico terá sucesso. A partir desta etapa, é possível desenvolver um plano de tratamento.

Como se aproximar do paciente?

Como professor universitário, observo que alguns alunos nascem com a capacidade de transmitir empatia naturalmente, enquanto outros não possuem essa qualidade. O que tentamos fazer é ensinar as pessoas sobre a melhor forma de se aproximar dos pacientes. Mesmo quem já nasceu com esse dom precisa lapidá-lo. Escolhemos modelos de entrevistas específicas para cada paciente, como a paternalista, o interpretativo, o informativo ou a fraternalista.

Quando tratamos de saúde mental, é preciso conhecer todas essas técnicas porque temos contato com pessoas complexas. Para ter boa sintonia, o médico precisa mostrar que sua vocação é realmente a de ajudar. Um psiquiatra deve saber que terá pacientes com alta ansiedade. Outros chegarão ao consultório com quadro alucinatório, sem condições de conversar. A partir do conhecimento dos métodos e processos, o especialista tem condições de estabelecer a melhor técnica de diálogo em cada caso.

Busco uma linha de atuação mais "romântica" sobre a Psiquiatria. Ensinamos aos alunos de Medicina que o objetivo deles é ajudar, a partir da valorização da relação médico-paciente. Neste campo, muitas das doenças são crônicas ou ainda não possuem cura. Dentro deste contexto, procuramos trabalhar de maneira mais humana e evitar o excesso dessa mecanização.

Sensibilidade e proximidade são requisitos para um resultado positivo no tratamento. Imagine que um paciente psiquiátrico pesquisa na internet sobre o seu problema. O risco é que, como a Psiquiatria trabalha com sinais e sintomas que mudam de acordo com as circunstâncias, nem sempre o que esta pessoa acha que tem é real ou prioritário. Isto pode atrapalhar o tratamento, pois desvia a atenção do médico para aquilo que o paciente quer acreditar.

Podemos analisar a seguinte situação: uma pessoa chega ao consultório com sintomas de transtorno de pânico e o tratamento passa a ser concentrado nesta doença. Os remédios recomendados para a síndrome são os novos antidepressivos inibidores de serotonina. Eles são ótimos para a síndrome do pânico, mas perigosos para o transtorno bipolar, que muitas vezes não é diagnosticado, pois fica "escondido" no meio de outros sintomas.

Um público especial

Para lidar com um público tão especial, tanto os médicos quanto as demais pessoas da equipe devem estar bem preparadas. É complicado lidar com pacientes com transtornos mentais e com problemas de relacionamento com a sociedade. Procuro educar e orientar os funcionários sobre esta questão. É importante que a sintonia com o paciente seja estabelecida também por eles.

Quem vai a uma consulta psiquiátrica possivelmente apresenta um comportamento diferente do normal. Dependendo das atitudes que tomamos, podemos acentuar ou não estas carácterísaticas. Mas por que devo acentuá-las, se posso fazer de tudo para deixar os pacientes mais confortáveis no consultório? O esforço do médico deve ser no sentido de amenizar esta sensação e não de piorá-la. Também trabalho com pacientes que estão fora da realidade. E com essas pessoas, o cuidado deve ser extremo. Estas questões devem ser avisadas para a equipe, desde a secretária até a enfermeira.

Evitamos objetos pontiagudos ou de vidro na sala, para prevenir algum acidente em um momento de crise. Alguns colegas deixam a cadeira perto da porta, para facilitar uma possível fuga, se necessário, até que a equipe de apoio chegue. Procuro evitar cores mais fortes na decoração, por saber que elas são estimulantes. Também evito gravuras que possam desviar o foco do paciente ou perturbá-lo de alguma maneira.

Para concluir, acredito que a Psiquiatria seja uma especialidade tão complexa quanto o ser humano. O **conhecimento de outras ciências como a Filosofia, a Sociologia, a Teologia, a Psicologia, a Psicopatologia e a História tem uma importância maior na psiquiatria do que nas outras especialidades, o que exige grande esforço do psiquiatra.** Na relação com o paciente, a dedicação, o bom senso e a boa vontade são mandatórios para o sucesso. Por fim, a maior dificuldade do psiquiatra nos tempos atuais está relacionada ao exemplo próprio de equilíbrio e superação das dificuldades, diante de uma realidade social que sofre grandes transformações.

"Um homem não procura ver seu reflexo na água corrente,
mas na água parada.
Pois aquilo que é sereno
pode transmitir serenidade aos outros."
Chang-Tzu

‖

DOSSIÊ PSIQUIATRIA

A Psiquiatria apresenta um dos mais complexos modelos de relação médico-paciente. Por envolver indivíduos que apresentam desde pequenos transtornos até comportamentos fora da realidade, ela exige que o psiquiatra tenha amplos conhecimentos sobre o comportamento humano.

Em cada caso, o médico deverá aplicar estratégias diferentes de abordagem interpessoal, na tentativa de obter informações mais precisas que o levem ao diagnóstico.

O paciente com determinados transtornos pode ampliar certos sintomas e camuflar outros, o que faz com que em muitas vezes um diagnóstico superficial conduza o médico ao erro.

Pequenos detalhes do comportamento do psiquiatra podem ajudar ou atrapalhar este processo. Falar ao telefone ou responder a e-mails durante a consulta pode desagradar a pacientes desconfiados e inseguros.

Todo o ambiente físico e a estrutura do consultório deve estar adequada ao perfil do paciente. Não deve haver qualquer elemento estimulante e todos os detalhes devem ser pensados para lidar com situações de emergência, já que alguns pacientes são potencialmente violentos.

Dois outros grupos têm participação importante neste processo: família e equipe. Os familiares devem ser conscientizados, pois normalmente são afetados pela doença psíquica. Alguns agem com preconceito e desprezo. Outros preferem fingir que a doença não existe e tratam o paciente sem cuidados específicos. Ambas as posturas são inadequadas.

Outro grupo importante é a equipe. A inadequação do comportamento dos funcionários na recepção pode ser extremamente prejudicial. Estes devem agir de maneira a deixar os pacientes totalmente à vontade, e não explicitar qualquer atitude incomum que estes apresentem.

‖

RADIOLOGIA

por Hilton Augusto Koch

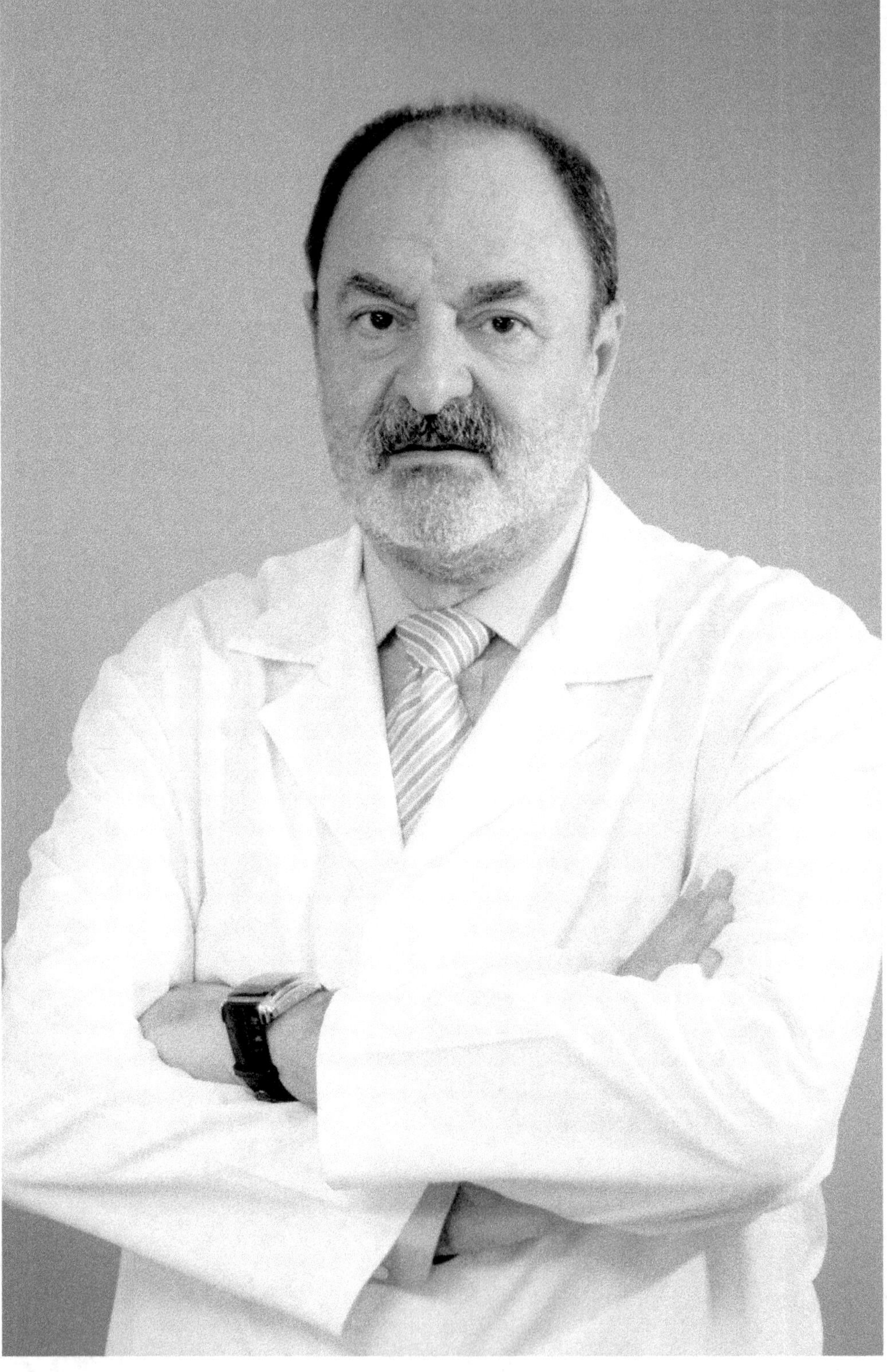

APRESENTAÇÃO

Como fica a relação médico-paciente em uma especialidade onde o contato entre o profissional e a pessoa que irá realizar o exame é o mínimo possível? Hilton Augusto Koch, diretor da Radiologia da Santa Casa da Misericórdia do Rio de Janeiro é enfático ao afirmar que o que falta a boa parte dos médicos - radiologistas ou não - não é formação, mas educação, no sentido tradicional do termo. A faculdade de Medicina pode orientar para uma formação mais humana, mas jamais poderá ensinar um jovem médico a respeitar e a tratar com dignidade outra pessoa.

Isso gera impactos nesta especialidade, onde o contato entre médico e paciente é reduzido. Na maior parte dos casos, quem realiza os exames e interage com os pacientes são os técnicos ou enfermeiros, enquanto o médico apenas analisa e dá o seu parecer. Esta relação através de "terceiros", se não for monitorada e orientada, pode causar sérios prejuízos. Se por um lado ela cria inúmeras facilidades, por outro colabora para afastar cada vez mais o especialista das pessoas. Por isso mesmo, o excessivo aparato tecnológico é questionado.

Hilton Augusto Koch é graduado em Medicina pela Universidade de Pelotas (RS). Possui especialização em Radiologia pelo Hospital Geral da Santa Casa da Misericórdia do Rio de Janeiro. É mestre e doutor em Radiologia pela Universidade Federal do Rio de Janeiro (UFRJ). Atualmente, é chefe do Serviço de Radiologia da Santa Casa da Misericórdia do Rio de Janeiro e vice-presidente da Academia Brasileira de Medicina de Reabilitação. Possui vasta publicação acadêmica.

UMA RELAÇÃO MEDIADA PELA TECNOLOGIA
por Hilton Augusto Koch

Falta educação para haver relação

Aprendemos na faculdade que a relação médico-paciente é fundamental. O problema é que, ao sair da universidade e ingressar no mercado, essa regra básica não é cumprida. Acho que as pessoas não são educadas o suficiente para desenvolvê-la. Por mais que este conceito seja passado durante o curso superior, depende muito da educação que o profissional recebeu em casa. A faculdade não ensina ninguém a ser cordial, a respeitar os outros e a ter sensibilidade. Acredito que esta base venha do seio da família.

O paciente e o médico obrigatoriamente devem dialogar para o bom resultado do trabalho. O problema é que o tempo disponível para esse contato ficou pequeno. O cliente entra no consultório e o especialista não está muito disposto a ouvir o que ele tem a contar, porque precisa atender a uma quantidade grande de pessoas por dia.

No caso da Radiologia, a relação com os pacientes tem algumas particularidades. Para se ter uma ideia, há algum tempo atrás ela não existia. Se uma pessoa precisa de uma radiografia do tórax, por exemplo, quem faz esse exame é o técnico e não o médico. Este exame vai para a sala de laudos. No final das contas, quem tem este contato direto com o paciente é o técnico. E nem sempre este profissional tem condições de conduzir o relacionamento como deveria.

Outro problema comum é a falta de atenção na hora de realizar o exame. Aspectos aparentemente sem importância podem fazer diferença. Por exemplo, o técnico chega na sala de espera, e diz: 'Seu Antônio?'. Quantos Antônios existem? Ele não sabe e nem imagina que naquela sala e naquela hora podem haver outras pessoas com o mesmo nome. Imagine o constrangimento: um paciente levanta, o outro também e aquele que for primeiro consegue ser examinado. Já vi casos em que a pessoa entrou por engano e fez um exame completamente diferente do que estava previsto, o que pode resultar em um pequeno engano ou em um erro grave.

Na Radiologia, a condução deste relacionamento não depende apenas de mim e do meu paciente, mas de outros indivíduos que interagem conosco. Logo, a formação de uma boa equipe é essencial. O radiologista conta sempre com o auxílio de enfermeiros e técnicos de

Radiologia, que entram em contato direto com as pessoas. Para que esta interação não possua qualquer aspecto negativo, deve-se orientar e treinar estes profissionais. Os técnicos com quem trabalho sabem para que serve cada exame e o que devem fazer em cada um deles.

Posso dizer, sem medo de errar, que os técnicos da Santa Casa são muito bons. Afirmo isso porque medimos a qualidade técnica de um profissional desse porte através do número de radiografias perdidas. Aqui, estes índices são muito baixos. Em outras unidades, a realidade é diferente. Tive acesso a alguns dados de um hospital universitário onde chegou-se à conclusão de que o número de radiografias perdidas no período de um ano seria suficiente para comprar um tomógrafo computadorizado.

A equipe que auxilia o radiologista executa uma série de tarefas e tem muitas responsabilidades. Eles recebem o paciente, passam o laudo e são encarregados de executar os exames. Ou seja, o cuidado e a atenção, além do respeito, são aspectos essenciais.

Tenho um caso real que ilustra bem como esta situação ocorre. Logo que comecei na Santa Casa, recebi queixas de que um técnico da equipe estaria assediando ou sendo desrespeitoso com as mulheres que vinham fazer exames. Fui obrigado a demiti-lo, até porque não acredito que uma mulher entre em um exame radiológico com a intenção de ser assediada. Ela está tensa, nervosa e com medo. Isso só comprova que a relação médico-paciente na Radiologia passa por terceiros. Se não for devidamente monitorada, todo o esforço para oferecer um bom atendimento será comprometido.

Lidando com a ansiedade

Nós, radiologistas, lidamos o tempo todo com a ansiedade. E só este sentimento já poderia causar desentendimentos na relação que estabelecemos com as pessoas. Imaginemos uma mulher que venha fazer um exame de mamografia. Se ela nunca fez antes este tipo de procedimento, estará ansiosa e nervosa. Neste exame, a mama é comprimida. É um procedimento doloroso. Sem falar que a pessoa entra com dúvidas, mas pode sair com a certeza de um câncer, o que mudará a sua vida.

Por isso reafirmo a necessidade de pensarmos nesse paciente com carinho: quando ele se sente confortável e seguro, a consulta tem resultados melhores. Isso vale tanto para mulheres quanto para os homens.

Claro que este não é um problema apenas dos técnicos, mas também dos médicos, pois falta-lhes uma formação mais humana. Isto pode não ser uma grande questão para os acadêmicos, mas torna-se um problema quando este aluno se forma e começa a atuar. Tiro esta conclusão pelos estudantes com os quais tenho contato: faltam a eles certas questões básicas como a identificação com o outro e o desejo do bem-estar do próximo. Não vejo estes valores nos alunos de Medicina.

Não sei exatamente se isso acontece devido às grandes diferenças e desequilíbrios sociais do nosso país. É uma afirmação corriqueira dizer que somente os filhos da elite estudam Medicina. Não posso afirmar que esta é uma regra. Há tempos atrás, era razoavelmente possível mudar de vida apenas através do estudo. Eu, por exemplo, tive muita dificuldade para fazer faculdade. Vim para o Rio de Janeiro fazer residência, morava em um conjugado, andava de ônibus, não tinha carro e tudo era muito difícil.

Mas vejo em meus alunos, a maior parte com boa situação financeira, pouco contato com indivíduos de outras classes sociais. Por esta razão, eles têm dificuldade de se colocar no lugar destas pessoas, simplesmente por não conhecerem situações diferentes da sua.

Além da falta de experiência, não há comprometimento. Imagine que um jovem se forma e deseja cursar uma pós-graduação. Eu forneço 40 temas para que sejam estudados e sorteio quatro que serão avaliados. Se o médico quer muito fazer pós-graduação, imagino que ele se empenhe para tirar uma boa nota. Afinal, as vagas na residência da Santa Casa da Misericórdia do Rio de Janeiro são limitadas e muito concorridas. Como posso admitir que um recém-formado tire nota um ou dois? Vejo isso constantemente. Este exemplo demonstra total descaso com a profissão e com a carreira. Como podemos confiar nossa saúde nas mãos de alguém assim?

Cursar Radiologia tem a ver não só com aprender a ver imagens, mas também com respeitar as pessoas. Se o médico não tiver este valor muito forte, será difícil que ele crie qualquer vínculo com o paciente. Para fazer uma tomografia computadorizada ou uma ressonância magnética, por exemplo, o doente fica dentro de um aparelho fechado, enquanto o especialista está na frente do computador. Este acaba se interessando mais pela imagem do que pelo indivíduo que é examinado.

No final, quem vai atender aquela pessoa é um enfermeiro. É isto que precisa mudar: como podemos admitir uma especialidade onde o médico não encara o paciente? Claro que, em grande parte dos casos, o radiologista é pressionado pela falta de tempo e outros fatores. Mas não quer dizer que esta questão não tenha importância. Toda mulher que chega para fazer mamografia passa por um consultório onde é examinada. Por menor que seja, este pode ser um momento para fortalecer o diálogo.

Nem sempre conseguimos pôr em prática tudo o que desejamos, mas temos que caminhar nesta direção.

Inovações para o conforto do paciente

Um paciente reconhece quando o médico está preocupado com ele. Desde o atendimento na recepção até as instalações do local onde ocorre a consulta, todos estes elementos revelam pouco a pouco a real preocupação e o verdadeiro comprometimento com o resultado do trabalho. Um paciente com plano de saúde prefere ser atendido em um hospital referência, mas que apresenta instalações péssimas, ou em um hospital que apresenta um serviço razoável, mas em compensação oferece instalações impecáveis? A tendência é que a pessoa escolha o hospital com as melhores instalações, mesmo porque não tem condições de conferir as certificações e de avaliar a competência técnica do hospital e da equipe, o que é muito subjetivo. A estrutura física e o aspecto da unidade, por outro lado, são itens objetivos.

Na Santa Casa da Misericórdia estamos realizando uma reforma na recepção para proporcionar mais conforto. Isto serve não apenas para o paciente, como também para os colaboradores. Se eles estão confortáveis no seu ambiente de trabalho, com certeza desempenham suas funções de maneira mais eficiente. Todos estes fatores afetam direta ou indiretamente a relação. Porém, este é um assunto que ainda não encontra muito espaço. Não sei se o estudante de Medicina tem a sensibilidade necessária para perceber que o paciente precisa ser respeitado em todos os momentos. Este processo tem início na faculdade.

Estou em um projeto que visa a criar uma faculdade de Medicina e já visitei alguns lugares. Um dos cursos que conheci não utilizava mais cadáveres para estudar Anatomia. É possível, utilizando computação, imagens por ressonância magnética e tomografia computadorizada, fazer uma anatomia virtual perfeita. O aluno de Medicina pode aprender sem o cheiro de formol, sem usar e abusar de um ser humano, e sem transformá-lo em uma peça de estudo.

A ideia com este novo curso é fazer com que o aluno possa aprender e errar quantas vezes forem necessárias sem expor o ser humano a uma situação que chega a ser desrespeitosa. Alguns podem dizer que isto não é Medicina real, mas, na verdade, o estudante aprenderá bastante com este sistema, sem reduzir o indivíduo a mero objeto de pesquisa. De qualquer forma, mais adiante, o aluno terá contato com doentes e pessoas reais. Este modelo universitário representa uma nova etapa na preservação da dignidade dos pacientes.

De volta ao básico

Assim como a tecnologia pode promover melhorias, existe um outro lado com o qual precisamos ter cuidado: a figura do clínico, um profissional que lida diretamente com os pacientes, está acabando. As novas gerações preferem outras especialidades, principalmente pela rentabilidade maior. Temos muitos dermatologistas, cirurgiões plásticos e radiologistas. Estas são algumas especialidades tidas como mais rentáveis e que atraem a maioria. A escolha não leva mais em conta a vocação, mas unicamente o aspecto financeiro.

Isto é ruim para a prática médica, pois se este jovem não tem real interesse no paciente ou em seu bem-estar, com toda a certeza não será um bom profissional. No caso da Radiologia, como já vimos anteriormente, o contato costuma ser mínimo. Outro profissional faz o exame e manda para o médico dar o laudo.

Imagine que em alguns casos o médico trabalha em outro prédio, em outro espaço ou em outro local. Algumas empresas oferecem a possibilidade do exame, com imagens e etc. serem encaminhados em CD. O laudo final pode ser transmitido pela internet. Neste processo, em nenhum momento o especialista fica frente a frente com o paciente. Ou seja, ele pode fazer isto de casa, do escritório ou de qualquer lugar. Neste sentido, a tecnologia é bastante perigosa. **Imagine ter a internet como mediadora de laudos de exames. Em um primeiro momento, pode parecer fantástico. Porém, o distanciamento cria outras dificuldades.**

É por todos estes motivos que sempre faço questão de lembrar sobre a necessidade das atitudes cordiais. Gestos simples têm um peso enorme para quem passa por algum tipo de dificuldade. Por exemplo: agradecer e cumprimentar as pessoas. É impossível estabelecer o peso e o valor deste simples gesto para quem enfrenta um problema de saúde.

DOSSIÊ RADIOLOGIA

Na Radiologia, a relação médico-paciente é específica. O contato entre o radiologista e o doente é curto, quase sempre intermediado por máquinas e terceiros, como enfermeiros e técnicos.

Em alguns casos, radiologista e paciente sequer ficam frente a frente. Este distanciamento torna fria a relação e pode dificultar o tratamento.

Os funcionários que conduzem o paciente durante o exame devem ser bem treinados. As crescentes inovações tecnológicas também devem ser observadas com cautela. O que a princípio pode parecer benéfico, se utilizado sem critério pode distanciar ainda mais as pessoas do especialista.

Apegar-se demais ao aparato tecnológico pode afastar este profissional no seu real objeto de interesse, o ser humano.

O nível de ansiedade do paciente que vai ao radiologista costuma ser alto. As pessoas ficam apreensivas em decorrência dos exames. O médico deve ter sensibilidade para lidar com este sentimento.

PEDIATRIA

por Jayme Murahovschi

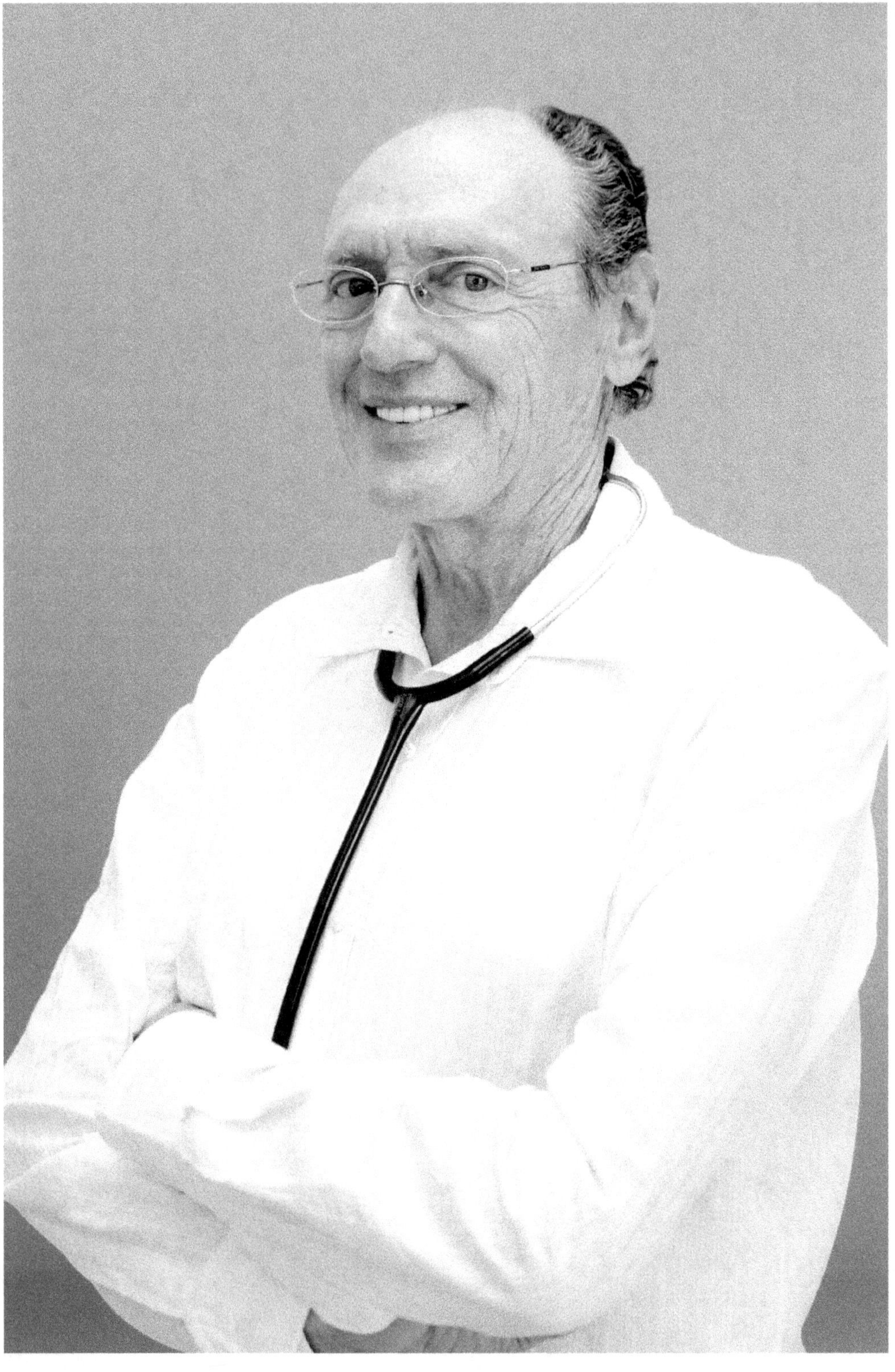

APRESENTAÇÃO

Se a relação médico-paciente sempre foi considerada uma questão delicada e complexa, na Pediatria ela é ainda mais difícil. Isto porque, diferente da Medicina de adultos, onde há uma relação binária que envolve o médico de um lado e o paciente do outro, na Pediatria, essa relação é no mínimo triangular, pois inclui também a mãe, ou melhor, os pais, que representam a família inteira.

Por esses motivos, o pediatra precisa lidar com seu paciente - a criança - através da intermediação de seus pais ou responsáveis. O desafio é estabelecer um vínculo de confiança e atender às expectativas dos familiares.

Jayme Murahovschi, com 50 anos de carreira e reconhecido por seus pares como um dos melhores pediatras do país, lembra que lida o tempo todo com as "joias" das famílias, o que justifica o elevado nível de ansiedade das pessoas que acompanham a criança ao médico.

O pediatra influenciou e orientou, por suas aulas, palestras e livros, várias gerações de profissionais dessa especialidade. São suas as considerações a seguir.

Jayme Murahovschi graduou-se pela Faculdade de Medicina da Universidade de São Paulo (USP) e possui os títulos de mestre e de doutor em Pediatria pela mesma universidade e de livre-docente em Pediatria Clínica pela Escola Paulista de Medicina. Atuou como professor titular de Pediatria na Faculdade de Medicina de Santos (Unilus) e possui intensa atividade nas sociedades médicas. Foi presidente da Sociedade de Pediatria de São Paulo (SPSP), além de presidente da comissão científica de congressos de Pediatria e de departamentos da Sociedade Brasileira de Pediatria. Atualmente, é membro titular da Academia Brasileira de Pediatria.

ATENÇÃO AO PEQUENO PACIENTE

por Jayme Murahovschi

Um vínculo especial

O relacionamento entre o médico e seu paciente é singular conforme a especialidade médica, mas é ainda mais peculiar quando se trata da Pediatria. Nas especialidades clássicas, cabe ao médico a correção de um problema localizado e, frente a um caso sério que exige correção, o que vale é um especialista qualificado. O fato de o profissional ser atencioso ou simpático é secundário, já que a relação é pontual e tem por objetivo alcançar um resultado definido.

Mas a Pediatria é, a rigor, uma antiespecialidade, porque não se preocupa apenas com um órgão ou sistema isolado do organismo, mas ao contrário, seu trabalho vai além de curar as doenças próprias das crianças: a Pediatria tem a missão de acompanhar e proteger o desenvolvimento de um ser humano. Cabe ao pediatra abrir caminho para que esta criança, ao atingir a idade adulta, esteja apta a desenvolver o seu potencial genético. Até mais do que isto, já que a correção oportuna de algumas deficiências pode fazer esta criança superar os limites que estavam traçados por ocasião de seu nascimento.

Desta forma, o pediatra passa quase a fazer parte da vida íntima da família, em um verdadeiro "casamento" que pode durar anos e acompanha todas as etapas da criança. As mudanças sociais pelas quais passa a família da criança e as variações financeiras dependentes da situação econômica do país também são fatores que o médico acompanha. Para estar a par destas situações, é preciso ser mais do que um excelente técnico em Medicina. Por estes motivos, a relação do pediatra com seus pacientes é tão diferente da relação das outras especialidades médicas.

Mudanças na Medicina no século XX

Nas décadas de 50, 60 e 70, um slogan era repetido com orgulho: "Brasil, país jovem". Um exame mais aprofundado, no entanto, mostrou que esse orgulho era infundado. A

74

população era jovem porque a natalidade era muito alta, especialmente nas regiões pobres, mas a mortalidade infantil também era elevada. Por este motivo, a longevidade era baixa. Nossa população adquiria a forma de um triângulo com base larga (crianças de baixa idade), mas que se afilava rapidamente (poucas pessoas com mais de 60 anos). E de que morriam nossas crianças? Desnutrição associada a infecções graves, principalmente diarreia e pneumonias. A prioridade da Pediatria era detectar os fatores de risco da mortalidade precoce das crianças para permitir a adoção de medidas capazes de aumentar a sobrevida.

A situação mudou e felizmente para melhor. Ao longo das décadas, a natalidade diminuiu, a mortalidade infantil se reduziu e a longevidade média aumentou para mais de 73 anos. Estima-se que a geração de crianças que nasce agora tem a chance de chegar aos 100 anos. A nova Puericultura, por sua vez, visa a detectar os fatores de risco que ameaçam uma vida longa e saudável e combatê-los já nos primeiros meses e anos de vida. Entre as doenças que podem ser prevenidas estão: obesidade, hipertensão, diabetes, ateroesclerose (infartos, derrames cerebrais), osteoporose e alguns tipos de câncer.

O paciente

Tanto médicos como pacientes refletem a sociedade em que vivem. Esta sociedade sofre transformações rápidas que tornam a relação entre as pessoas mais complexas e, por este motivo, mais difíceis. Observa-se que hoje um grande número de estudantes de Medicina busca especialidades definidas por procedimentos, como a área de imagens (a Radiologia "aperfeiçoada") tanto porque são mais bem remuneradas como porque não necessitam de contato direto com as pessoas. Este fator configura um desejo inconsciente de um distanciamento com a pessoa humana.

Neste sentido, uma transformação radical foi a implantação dos planos de saúde. Muitos deles não permitem a livre escolha do médico, o que dificulta o estabelecimento do vínculo de confiança. Para dificultar ainda mais a situação, a baixa remuneração do médico obriga este profissional a priorizar a quantidade com sacrifício da qualidade do atendimento.

Outro fenômeno que cresce continuamente nos últimos anos é o que chamo de "a (perigosa) cultura do pronto-socorro". O pronto atendimento, uma inestimável conquista médica da sociedade, é atualmente distorcido em seus objetivos. Os plantonistas são absorvidos por casos que seriam mais bem atendidos nas unidades básicas de saúde e nos consultórios particulares. Uma das explicações é, sem dúvida, a vantagem financeira, isto é, o não pagamento da consulta no pronto-socorro. Mas, certamente, esta não é a única explicação e a justificativa passa pela "tirania da urgência" de que sofre a sociedade atual. Tudo precisa ser resolvido com urgência.

Na prática, é uma pseudourgência – o tempo dispendido na ida a um pronto-socorro é longo, o atendimento é feito por alguém que nunca viu a criança e provavelmente nunca mais a verá, o que acarreta exames desnecessários e não tão inócuos, como os frequentes exames radiológicos de indicação discutível. Pior do que isto é a criança ser atendida apenas na urgência, isto é, só quando fica doente, e perder a oportunidade para a educação em saúde, de responsabilidade do pediatra generalista, o que pode determinar uma vida saudável projetada para o futuro e não apenas focada no presente.

Vale a pena citar que os pacientes atualmente estão muito mais informados do que antigamente. Isto se deve à mídia e à internet. É bom que os pacientes tragam as informações disponibilizadas na rede para a consulta e as discutam com seus médicos, para os quais estes pacientes representam mais um desafio. No entanto, cabe aos médicos ajudar a separar os conhecimentos embasados cientificamente da enxurrada de simples, mas perigosos boatos, falsidades e distorções veiculadas na internet. Convém lembrar ainda outras mudanças que afetam a vida do paciente e, por consequência, o atendimento médico das crianças: a matrícula precoce nas creches e escolinhas, o resgate do papel de avós e a crescente participação das babás.

A nova Puericultura

Com todas as dificuldades e desafios expostos acima, como deve ser a consulta pediátrica nesta sociedade em transformação? A consulta ideal (embora por definição, o ideal não existe, o que não nos exime da responsabilidade de tentar atingi-lo ou chegar o mais perto possível) começa com o acolhimento, que é mais do que uma simples recepção. Ele se inicia já pela estrutura do consultório, na decoração da sala de espera, que deve ser atraente para a criança e confortável para a família, na atitude das recepcionistas e também no respeito (ressalvadas as não raras ocorrências imprevisíveis) pelo horário estabelecido.

A preparação da consulta começa na identificação de suas características: primeiro encontro, cliente antigo ou consulta de urgência? (priorizar a preocupação da família); consulta de rotina? (educação em saúde); faixa etária da criança, entre outros fatores. O ritual de aproximação visa ao relaxamento da ansiedade com uma atitude atenciosa e solidária na qual a palavra-chave é empatia. Empatia não é sinônimo de simpatia. Significa sintonia, sentir o que o outro está sentindo, ter em mente que qualquer doença na criança provoca alterações na dinâmica familiar (acusações veladas) e levanta o sentimento de culpa ("o que fiz de errado?").

O pediatra tem que estar atento para evitar duas armadilhas. A primeira é subestimar a preocupação da mãe ("mãe sempre tem razão") e a segunda é aceitar passivamente o relato da família que é frequentemente exagerado ou superestimado.

O processo relacional com a família deve ser simétrico (isto é, no mesmo nível) para conquistar a simpatia e a confiança, mas assimétrico no ponto de vista técnico para assegurar a autoridade médica, indispensável para a execução das orientações fornecidas. A criança deve ter o máximo de participação ativa na consulta, na dependência de sua idade e condições. O exame físico deve ter seu consentimento, obtido graças a explicações honestas e atitude amistosa, mas firme de modo que as manobras necessárias não sejam suprimidas.

A prescrição é uma elaboração conjunta com a família (responsabilidade compartilhada) e deve ser realista. O pediatra nunca deve se ater apenas à queixa, que às vezes é banal, mas que oculta problemas muito mais sérios, desde funcionais (como distúrbios do hábito intestinal, controle dos esfíncteres) como emocionais (birra, falta de limites, distúrbios do sono), erros alimentares da família, falta de atividade física, escola inadequada, além da imunização. Educação em saúde envolve toda a família. A prescrição deve ser completa com a ajuda de folhetos impressos de fácil leitura, que expliquem e orientem a família quanto às etapas do desenvolvimento da criança, além de orientação alimentar (com apoio à amamentação e alimentação complementar adequada), problemas emocionais, dieta prudente para toda a família e para toda a vida. Os folhetos também devem ser usados para orientar o tratamento de doenças longas, crônicas ou recidivantes como asma, acne ou constipação. Esclarecer os sinais de alerta quanto à evolução da doença e manter a disponibilidade através de comunicação telefônica, retorno e conduta nas situações de urgência é um dever do médico.

O pediatra Jayme Murahovschi - quem sou eu?

Nasci no bairro do Ipiranga, na época periferia de São Paulo. Filho de imigrantes pobres, judeus da Bessarábia (entre Rússia e Romênia, hoje Moldávia) que iniciaram a vida como vendedores ambulantes. Respirei, na infância, atmosfera de uma ideologia socialista que ingenuamente acreditava capaz de melhorar o mundo e o ser humano em particular.

Mas isto me impregnou do sentimento de respeito, solidariedade e tolerância à pessoa humana, independente de suas condições sociais. Por sua vez, o Judaísmo ensina que é a vontade de Deus que façamos tudo a nosso alcance para melhorar por nossas ações, pelo menos um pouco, o mundo em que vivemos.

E ser médico ("doctor", como eles diziam) estava no mais profundo de seu imaginário. Fiz residência médica no Hospital das Clínicas da Faculdade de Medicina da Universidade de São Paulo (FMUSP) e depois trabalhei na Clínica Infantil do Ipiranga, na época um dos melhores serviços pediátricos do Brasil, onde aprendi a fazer pesquisa clínica, a escrever trabalhos científicos e a introjetar o alcance social da Pediatria. Na mesma época, abri meu consultório no bairro em que continuei a morar por 20 anos e ajudei a criar algumas gerações de crianças de condições sociais e econômicas díspares.

Depois mudei o consultório para os Jardins (em São Paulo), onde além de continuar a acompanhar o desenvolvimento das crianças, atendo muitos filhos desses clientes (e continuo a atender os respectivos pais). Recebo, geralmente encaminhados por colegas, casos considerados difíceis ou para segunda opinião, especialmente em Gastroenterologia. Sem nenhum sacrifício dessa atividade principal, ocupo meu tempo principalmente em ler e escrever as palestras, em atualizar os livros, o periódico *Pediatra In*. Ando bastante e corro frequentemente. E assisto na televisão principalmente aos jogos do meu Santos Futebol Clube.

Como consigo tudo isso? Por que tenho uma administradora dedicada aos assuntos do consultório e também às coisas de minha vida. Quando foi criada a Academia Brasileira de Pediatria, foi nos solicitado que escrevêssemos nossa autobiografia em mil palavras. Terminei dizendo que, embora me considere um especialista em resumos, não foi fácil condensar em mil palavras, o que parece indicar que eu fiz muitas coisas, mas que se eu não fosse casado com Enny (aquela "administradora" a que me referi) e que me dá todo estímulo afetivo e apoio prático, eu não precisaria de mil palavras... mil palavras até sobrariam!

III

DOSSIÊ PEDIATRIA

Na Pediatria, existem outros atores envolvidos no diálogo entre médico e paciente. Os responsáveis pela criança têm participação ativa em todo o processo.

O pediatra deve ser capaz de interpretar e filtrar as informações. Por vezes os responsáveis, normalmente as mães, relatam os sintomas apresentados pelas crianças de forma exagerada. Contudo, o especialista deve tomar cuidado para não subestimar e desconsiderar por completo estas informações.

O pediatra deve educar estes adultos para que haja um acompanhamento da criança e uma educação para a saúde, o que ainda não acontece. A maioria tende a recorrer aos atendimentos de emergência e pontuais, somente quando a criança apresenta algum sintoma.

Normalmente, superada esta barreira, o nível de lealdade para com o especialista é alto, já que este passa a acompanhar todo o desenvolvimento do paciente.

Tanto a estrutura do consultório quanto a sua equipe devem estar preparadas para receber os pequenos pacientes, oferecendo a eles conforto e distração enquanto aguardam o atendimento.

III

ORTOPEDIA

por João Alves Grangeiro Neto

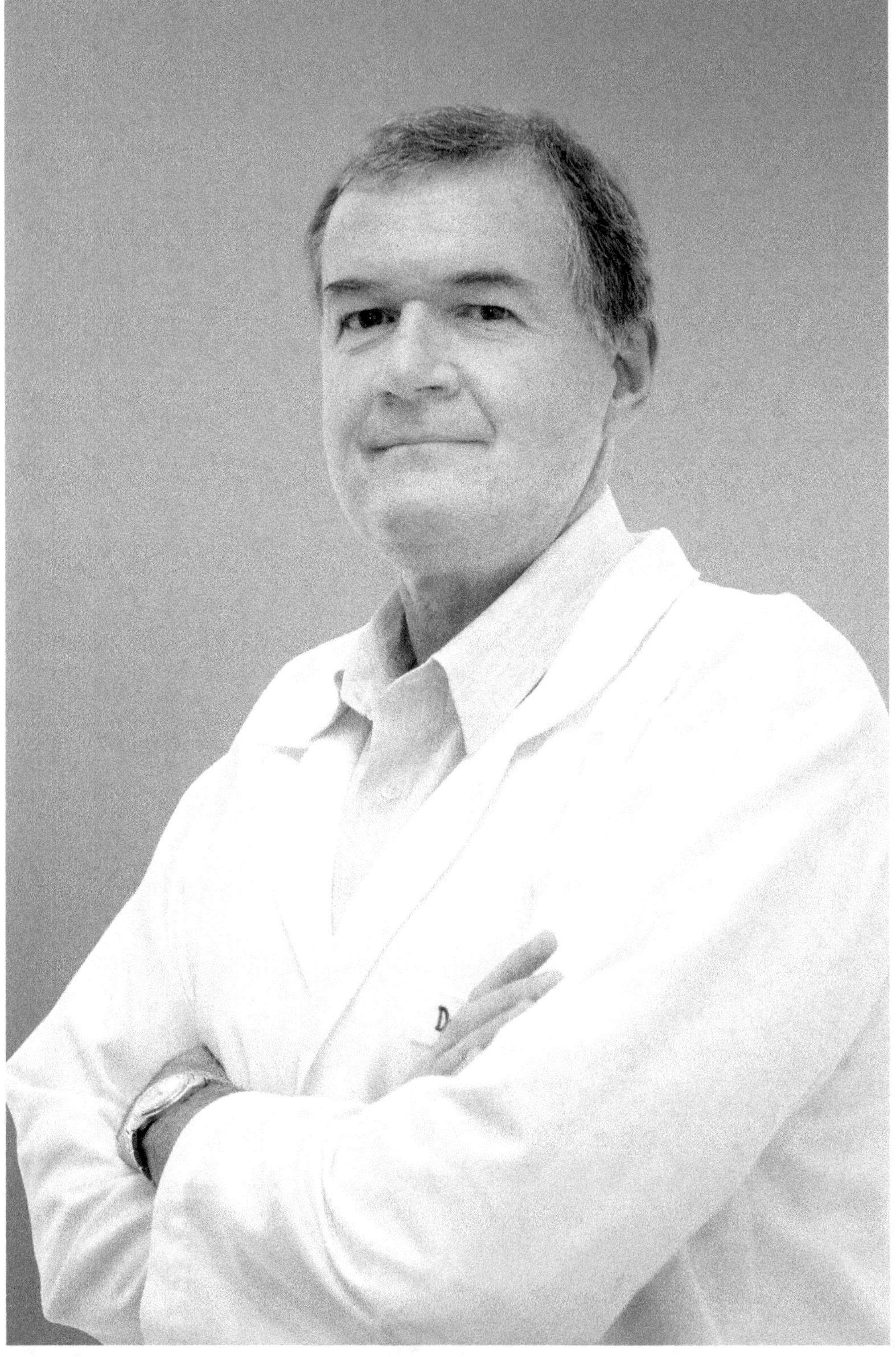

APRESENTAÇÃO

Respeito ao paciente, formação humanista e marketing ético na Medicina são apenas algumas das lições que João Grangeiro transmite neste artigo. Nas próximas páginas, o ortopedista discute questões que permeiam a relação médico-paciente. De sua carreira como atleta, trouxe outro conceito importante: o papel de liderança que o especialista deve exercer para obter os melhores resultados.

Os médicos saem da faculdade preparados para lidar apenas com questões técnicas e existe uma lacuna na preparação destes profissionais para o mercado de trabalho. Aspectos legais, comerciais e gerenciais fazem parte da profissão, mas são deixados de lado durante o curso superior.

Sua trajetória pessoal o ajudou a lidar com os pacientes e mostra que os ensinamentos aprendidos no esporte podem ser colocados em prática na rotina do médico. A importância de uma comunicação clara para a eficácia do tratamento também é destacada.

João Alves Grangeiro Neto é graduado em Medicina pela Universidade Gama Filho do Rio de Janeiro. Com 26 anos de profissão, tem especialização como Médico Cirurgião Ortopedista e se subespecializou em Cirurgia do Joelho e Medicina Esportiva. Fez MBA em Saúde pelo Instituto de Pós-Graduação e Pesquisa em Administração da Universidade Federal do Rio de Janeiro (Coppead/UFRJ) e mestrado em Ortopedia e Traumatologia pela UFRJ. Atualmente, é diretor médico do Comitê Olímpico Brasileiro e colaborou em diversos livros sobre Ortopedia.

LIDERANÇA EM BUSCA DA VITÓRIA
por João Alves Grangeiro Neto

Hierarquia, liderança e humildade

Tive uma trajetória no esporte, em paralelo a minha época de estudante de Medicina, que muito me honrou. Participei de uma Olimpíada e de um Pan-americano como jogador da seleção brasileira de vôlei. E hoje posso dizer que a minha passagem pelo esporte me ajuda como médico. E ajuda também na relação com o paciente.

Trabalhar em equipe e saber que fazemos parte de uma engrenagem no planejamento e no relacionamento são aspectos que aprendi no esporte e que podem ser facilmente adaptados para a minha profissão. No vôlei, observei a importância da hierarquia, da liderança e da humildade. Muitas pessoas só aprendem estas questões quando frequentam um MBA. No esporte, vemos esses conceitos aplicados na prática. Ele ajuda não só pelo fato de criar um hábito extremamente saudável mas também ensina a ter determinação e foco para atingir um objetivo.

Hoje há um déficit imenso na formação do médico. **O aluno recebe um conteúdo exclusivamente técnico e assistencialista. O jovem sai da faculdade com base suficiente para se tornar um bom técnico.** Porém, na sociedade globalizada na qual vivemos, ele é obrigado a interagir com outros fatores que não se limitam às questões científicas. Se o médico entra no mercado de trabalho sem noção de gestão e dos concorrentes, fica fragilizado e pode perder espaço rapidamente.

A questão humanista também é fundamental. Muitas vezes o médico tem a sorte e a oportunidade de conviver em uma família. É desta convivência que surgem as bases da sua formação, que será transposta para a prática da profissão.

Observo, porém, que atualmente a imagem do médico vem em primeiro lugar, em detrimento do aprimoramento. Vale a pena ir a todos os congressos médicos? E quais deles existem para finalidades comerciais e outros não? Como saber distinguir um do outro?

A imagem do médico e do consultório

A estrutura física do consultório pode influenciar muito a imagem do médico, já que se trata do local no qual o paciente irá observar a melhora do seu estado de saúde. Limpeza, localização e acessibilidade são questões fundamentais. Além destes aspectos, sempre recebo os pacientes na porta, levo até a porta no final da consulta e me despeço em pé. Este cuidado representa uma relação formal, de educação e respeito.

Proporcionar à pessoa um ambiente mais humano, informal e aconchegante, parecido ao que ela está habituada em sua casa, quebra um pouco a ansiedade dos minutos em que vai ficar na sala de espera. A sensação de acolhimento em uma sala bem estruturada representa um diferencial. Em um hospital, por exemplo, o ambiente não é adequado para que uma pessoa relaxe. Tudo é branco, com cheiro de éter, entre outros aspectos que acabam por contribuir para o aumento da ansiedade e do estresse.

Por este motivo, uma recepção com televisão, revistas, entre outros acessórios, serve para que as pessoas tenham alguns minutos para relaxar. Ao servir uma água ou um café, são proporcionados instantes de tranquilidade.

O médico e o marketing

Hoje, existem milhões de usuários de planos de saúde no Brasil. Que relação o médico deve ter com os convênios? Não adianta afirmar que não atende a pacientes de convênio em seu consultório. Quem procura um médico têm algum tipo de seguro de saúde. E como é a relação do paciente com o plano? É necessário estar atualizado sobre estas questões.

A atividade médica permeia muitos aspectos: legais, éticos, comerciais e também o marketing. **Na realidade, que tipo de marketing é preciso conhecer e aplicar na sua rotina? Esta área está carregada de preconceito, mas é uma ferramenta extremamente importante, que facilita o entendimento sobre o trabalho.** Com esta facilidade, o médico pode, inclusive, conhecer melhor o seu paciente.

O marketing ético é extremamente importante e saudável na relação médico-paciente. Por isso, acredito que a nossa formação tenha que ser revista. Não basta ser somente um bom técnico na profissão. É preciso ter um conhecimento amplo sobre todas as atividades que envolvem o trabalho, que incluem gestão, marketing, atendimento, entre outras.

O papel da comunicação

O primeiro cuidado do médico deve ser o de estabelecer uma relação de confiança com quem vai tratar ou operar. Para realizar esta tarefa, é necessário saber lidar com todos os que estão envolvidos, como a própria equipe que trabalha no consultório.

O médico não pode delegar tarefas que são de sua responsabilidade a alguém da equipe, porque o paciente procurou por ele para esclarecer suas dúvidas. Não concordo, por exemplo, com o profissional que pede para o seu assistente dar a notícia de que a pessoa permanecerá por mais dois dias no hospital. Os médicos devem dar a notícia. Isto é o que chamo de comunicação clara.

A maioria das pessoas, mesmo leigas, têm acesso a algum tipo de informação na internet, o que não pode ser confundido com conhecimento. O que a internet traz, na maioria das vezes, é informação que não foi depurada. Não existe embasamento científico para muitos conteúdos que a rede apresenta. Esta questão gera uma confusão grande.

Para que esta validação possa ser feita de maneira clara, é importante que o especialista tenha disponibilidade de tempo para atender às ligações e para responder aos e-mails da sua clientela. Estas interações são importantes na relação, mas o contato pessoal nunca pode ser deixado de lado. Existem vários "ruídos" na relação médico-paciente que precisam ser eliminados para que haja eficiência no tratamento.

O médico pode ter resultados brilhantes nas cirurgias, mas se não houver essa boa relação, algumas questões desagradáveis podem ocorrer. Se o paciente ficar insatisfeito, provavelmente irá a outro médico. É importantíssimo que haja empatia. Se em determinado momento o médico não se sentir à vontade de continuar a tratar aquele paciente, deve explicar o que está acontecendo e sugerir a procura de outros profissionais, a não ser que seja uma questão de atendimento de urgência, o que é resguardado pelo Código de Ética Médica.

Os desafios da Ortopedia

Fiz a minha residência no Instituto Nacional de Traumatologia e Ortopedia (INTO), um hospital de especialidade, uma referência nacional. Fui residente, depois obtive aprovação em concurso público, e hoje trabalho neste hospital. Sou especializado em problemas de joelho. Por este motivo, as pessoas que me procuram têm mais dificuldades com questões de locomoção. Geralmente, são idosos que têm artrose e precisam de uma artroplastia de joelho ou uma prótese, ou ainda pessoas que precisam realizar uma artroscopia. As queixas principais são a dor e a limitação funcional para a realização das atividades diárias.

Para que estes problemas sejam resolvidos, é importante que se entenda o diagnóstico e que deixe claro quais as expectativas de cura e de melhora. O esclarecimento inicial é importante para que não seja gerado nenhum "ruído" ou qualquer tipo de frustração. Posso citar como exemplo um paciente de 70 anos de idade com artrose avançada no joelho, que precisa colocar uma prótese. Este idoso quer continuar a caminhar na praia todo dia, como fez a vida inteira, ou jogar tênis com seus amigos. Tenho a obrigação de falar sobre os objetivos e resultados da cirurgia e, acima de tudo, posicioná-lo sobre a realidade. Se ele quiser correr a maratona, é um dever do médico explicar-lhe por que não deve fazê-lo. Não adianta temer as palavras ou "tapar o sol com a peneira". O mundo mudou. Não somos uma população rural e sim urbana, com muito acesso à informação.

Existem vários indivíduos que não seguem as nossas orientações. É um percentual pequeno, mas existe. Na maioria das vezes, quando não seguem a prescrição, não atingem os resultados esperados. Mas quando surge um problema, eles costumam assumir a sua parcela de culpa.

Este é um exemplo de uma relação médico-paciente que talvez não tenha sido a melhor. Neste caso, ou o médico não conseguiu ser enfático o suficiente para fazer o paciente entender que as recomendações eram importantes ou houve impossibilidade de fazer o que o especialista pediu. **Minha opinião é de que o profissional não teve a habilidade suficiente para mostrar a importância do tratamento. O time tem que ter capitão. Deve haver liderança.**

Outra questão que permeia a Ortopedia é a dor marcante. Nestes casos, é necessário pesquisar a história clínica da pessoa e tentar definir a origem da dor. Deve ser observado também se a piora da dor está relacionada a algum hábito. Por isso, uma boa anamnese é fundamental. A dor acompanha o paciente há algum tempo, mas foi sempre assim? Deve-se conceituar a queixa e tornar o sintoma mais objetivo. O médico pode estabelecer os prejuízos que aquela dor causa ao funcionamento do corpo e precisa associar a queixa a alguns sinais.

Este ponto é fundamental, porque uma vez entendendo e correlacionando com outros dados, como exame físico e de imagem, ele pode explicar previamente ao paciente se a dor vai incomodar. Não se pode omitir este dado. As pessoas mais velhas que opero costumam perguntar se a fisioterapia do pós-operatório é muito dolorosa. O ortopedista deve dizer a verdade e fazer a pessoa entender o quanto isso é importante para que ela volte a andar normalmente. Do contrário, o tratamento fica pela metade.

Outro ponto importante é a automedicação, principalmente nos atletas de final de semana, que conhecem os anti-inflamatórios, analgésicos ou simplesmente colocam gelo no local afetado. Muitas vezes, se eles não sabem o que fazer, algum amigo da "pelada" sabe. Depois de certo tempo, esta pessoa não tem alternativa, senão ir ao médico para se tratar, antes que sua situação se agrave.

Para finalizar, é importante ressaltar que existem diversos concorrentes no sistema de saúde. Por isso, o especialista precisa fazer com que entendam quem está no comando: a internet, a vizinha, a mãe, o amigo ou o médico? **Ele precisa mostrar que é a pessoa capacitada e treinada para executar este tipo de tarefa, ou seja, para atuar ativamente na melhora da sua saúde. Quando o paciente o procura, acredita nele como uma pessoa capaz de resolver o seu caso. Não existe alternativa: ou o médico chama a responsabilidade para si ou vai falhar.**

‖

DOSSIÊ ORTOPEDIA

Na Ortopedia, é importante que o médico tenha liderança e transmita segurança ao paciente. O contato físico entre especialista e paciente, a arte de tocar, é de grande importância, pois o distanciamento pode gerar insegurança.

Como as principais queixas envolvem a dor e limitações funcionais, o ortopedista deve ser verdadeiro e mostrar ao paciente que ele está capacitado para ajudá-lo, o que certamente envolverá alguma mudança em seus hábitos ou estilo de vida. Quando isso não acontece, o paciente não segue o que lhe é recomendado.

Deve haver especial atenção no que diz respeito à automedicação. Muitas pessoas convivem com pequenas dores e tomam remédios por conta própria, o que em alguns casos pode agravar a situação.

Também serão necessárias adaptações no ambiente físico do consultório para facilitar o acesso de indivíduos que apresentem dificuldades de locomoção. A equipe da recepção deve ser instruída para auxiliar os pacientes neste sentido.

‖

UROLOGIA

por João Luiz Schiavini

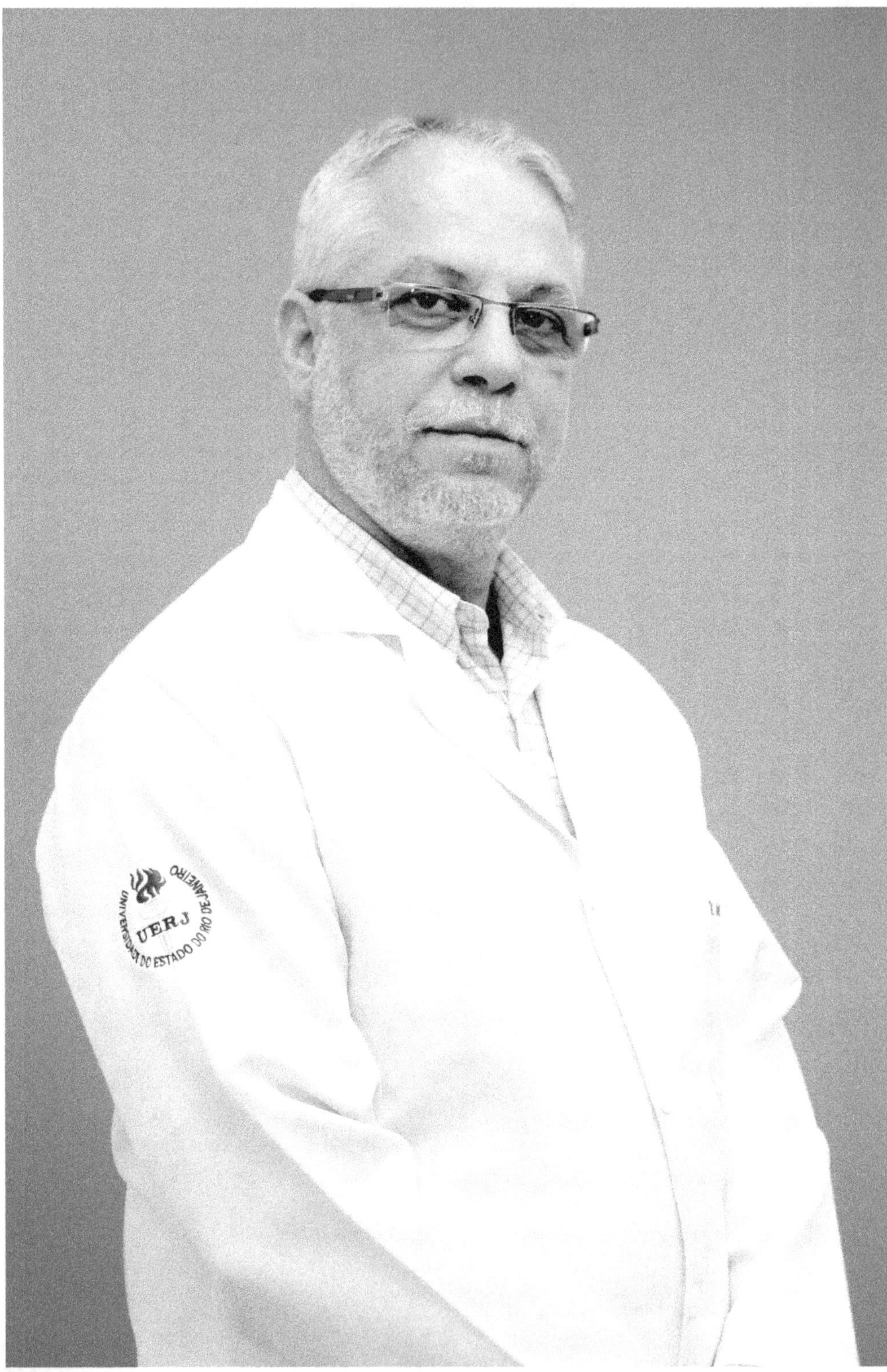

UERJ
UNIVERSIDADE DO ESTADO DO RIO DE JANEIRO

APRESENTAÇÃO

A Urologia é uma especialidade cercada de mitos e preconceitos. É comum que alguns pacientes, homens ou mulheres, apresentem resistência em visitar um especialista porque este, para realizar o diagnóstico, obrigatoriamente tomará conhecimento de aspectos relacionados à intimidade da pessoa. Por estes motivos, o urologista João Schiavini afirma que os médicos precisam ampliar o entendimento sobre o seu papel. Os urologistas também precisam conhecer o impacto que uma consulta causa no psicológico das pessoas.

A relação com o paciente depende dos cuidados e do esforço do médico em explicar, compreender as expectativas e em confortar aqueles que o procuram. É seu papel conquistar a confiança, fazendo com que não tenham qualquer receio de revelar sua intimidade, já que estas informações são decisivas para o correto diagnóstico e tratamento.

Também é verdade que esta especialidade exige o máximo da ética profissional: algumas doenças precisam ser comunicadas à família. Outras, se comunicadas, podem dissolver um casamento. Para percorrer este delicado caminho, é preciso estar seguro de suas convicções profissionais e firme no seu propósito de ajudar.

João Luiz Schiavini graduou-se em Medicina pela Universidade do Estado do Rio de Janeiro (Uerj) e especializou-se em Urologia através de residência médica no Hospital Universitário Pedro Ernesto. É mestre em Medicina, com ênfase na área de Concentração de Nefrologia pela Uerj e atualmente é professor assistente de Urologia nesta universidade. Possui diversos estudos publicados.

ATITUDE CERTA NA MEDIDA CERTA
por João Luiz Schiavini

As peculiaridades da Urologia

O urologista trata cirúrgica e clinicamente de todas as doenças que acometem o aparelho urinário de homens, mulheres e crianças. Isto o faz diferente, porque aborda partes e assuntos muito íntimos. Não há atendimento completo sem que o paciente tenha que tirar a roupa e ser examinado. O urologista, então, precisa deixá-lo respeitosamente à vontade para que não fique constrangido.

Os pacientes são obrigados a revelar segredos do seu comportamento sexual, por exemplo, e precisam sentir-se seguros de que estes dados não serão jamais revelados. **Isto torna o urologista um guardião de muitas confissões impossíveis de serem divulgadas.** Este profissional precisa ser capaz de convencer o paciente de que guardará segredo. As expectativas das pessoas nesta especialidade, no entanto, não diferem das demais. O que todos esperam é um bom atendimento, diagnóstico acertado, conduta eficaz e melhoria acentuada ou cura no final.

O carro-chefe do urologista é o tratamento das doenças da próstata. O tratamento dos cálculos renais fica em segundo lugar. Em seguida, vem um universo quase infinito de moléstias urogenitais.

O médico que atua nesta especialidade enfrenta uma série de preconceitos. Algumas mulheres acham que ele é um especialista "somente de homem". Trata-se de um equívoco, já que as mulheres possuem rins, ureteres, bexiga e uretra, formam cálculos, sofrem de cistites e podem desenvolver tumores urológicos. A questão é que na sala de espera do urologista predominam homens e a conversa corrente é masculina, o que as inibe.

Também é verdade que esta especialidade trata de assuntos íntimos, na maioria dos casos, de homens, o que exige habilidade para iniciar a abordagem. **Depois de algum tempo de prática, consegue-se identificar, nas hesitações de um homem, a dificuldade em relatar um assunto delicado ou muito íntimo. Neste caso, a solução é fazer uma entrevista indutiva, que estimule-o a entrar em detalhes.** A criação de um clima de camaradagem costuma quebrar o gelo.

O médico precisa estar atento aos diferentes comportamentos entre homens e mulheres. A relação com os homens é mais acumpliciada, além de ser estabelecida mais facilmente. No ambulatório de Andrologia do Hospital Universitário Pedro Ernesto, da Universidade do Estado do Rio de Janeiro, o clima de atendimento é o de uma roda de amigos, menos formal, o que favorece o relaxamento do paciente e a revelação dos seus problemas.

As mulheres devem ser tratadas com o mesmo respeito, mas com um pouco mais de formalidade e absoluto pudor. Uma enfermeira ou atendente feminina precisa estar presente durante o exame clínico. A atenção e a cumplicidade, no entanto, sempre se estabelecem, observadas as devidas diferenças.

Não podemos esquecer que, apesar de toda a sutileza dos assuntos abordados, em alguns casos somos obrigados a envolver a família do paciente. Há questões em que é imprescindível que este grupo tome conhecimento, como nos casos de câncer ou quando uma cirurgia mutiladora é necessária. Alguns assuntos clínicos, como doenças sexualmente transmissíveis, no entanto, devem ser mantidos em sigilo, sob pena de causar uma desintegração familiar. A responsabilidade desta revelação é exclusiva do paciente. No entanto, ele deve ser estimulado a se tratar e também avisado de que sua parceira ou parceiras precisam se tratar, para que a cadeia de contágio seja quebrada. Há outros casos que resultam em inadequação sexual, no entanto, nos quais a presença e a participação da parceira são indispensáveis.

O papel do verdadeiro médico

O fato de uma pessoa procurar um médico já deve ser visto com atenção e cuidado, pois ela está acometida por uma condição que lhe causa desconforto físico, psicológico ou emocional. Na maioria das vezes, desconhece completamente o seu problema e suas origens. Por estes motivos, sente-se ansiosa ou mesmo angustiada. Por que estou passando por este desconforto? Quanto tempo ele durará? Será grave? Tem tratamento? Vou ficar livre? Posso morrer ou ficar "inutilizado"?

Estas podem parecer questões pequenas, mas não são, pois a discussão não envolve somente a vida de uma pessoa, mas de todos que estão a sua volta. O médico deve ter todas as respostas e, acima de tudo, estar pronto para receber o paciente, ouvi-lo com atenção, questioná-lo, examiná-lo, apresentar as hipóteses e as alternativas de tratamento. Será que todos os profissionais têm a exata percepção da importância do papel que desempenham e do que representam? Não sei responder a esta questão, mas acredito que esta percepção seja fundamental para que ele desenvolva um bom relacionamento com o seu público.

O papel do médico não se resume a tentar curar. Ele deve deixar as pessoas seguras acerca das chances que terão de se livrar do mal no futuro mais próximo e lhes dar garantias de que estará disponível caso exista alguma necessidade. É exatamente este cuidado que o paciente deseja e pretende receber, o que não garante, porém, que a relação será boa, adequada, satisfatória e resultará em benefício para ambas as partes. Se o roteiro descrito acima for cumprido com frieza e distanciamento, os resultados ficarão aquém do desejado.

O diferencial está na atitude. O médico deve dar ao seu paciente exatamente o mesmo atendimento e tratamento que gostaria de receber caso estivesse do outro lado da mesa. Mais do que isso: deve estar sensível para perceber o desequilíbrio que o problema de saúde causa e se compadecer dessa desarmonia. Deve demonstrar que é seu parceiro e cúmplice, que não poupará esforços neste sentido. Precisa garantir que vai se empenhar em utilizar todo o seu conhecimento da Medicina para proporcionar conforto e resgatá-lo para uma vida com qualidade. Estas questões estão além do simples executar técnico. A princípio, parece ser necessário deixar esta postura explícita, mas se o nível de dedicação do urologista for genuíno e original, ele automaticamente se revela, sem esforços maiores.

Pequenos gestos e poucas palavras são capazes de evidenciá-lo e fazer o paciente sentir-se bem. Já pude testemunhar a transformação, em poucos minutos, de angústia em paz de espírito. Com poucas expressões e frases, uma pessoa que sofre por alguma doença pode mudar sua percepção e adotar uma postura mais positiva. Acredito que mesmo simples palavras podem transmitir um grande sentimento de segurança e conforto.

É evidente que nem todos os profissionais compartilham dos valores ao mesmo tempo e na mesma intensidade. E também não é simples como pode parecer. **Creio que a maior dificuldade seja do próprio médico, ao se deparar com a heterogeneidade da clientela.** Médicos, em geral, estão muito habituados a conversar com médicos. Às vezes se entendem sem mesmo falar um com o outro, como, por exemplo, no campo operatório. Há cirurgias em que passo horas com os meus assistentes e com a instrumentadora falando pouquíssimo ou por sinais e somos sempre bem sucedidos. Estar habituado a um tipo de comunicação, digamos, mononivelada, dificulta a comunicação deste profissional com o leigo.

Quem atende tem que estar preparado para se fazer entender por todos que por ali passam. Ao contrário de criar uma barreira, o especialista deve mudar sua postura e dar oportunidades para uma aproximação. Simples demonstrações de compaixão, acolhimento e cuidado são suficientes para criar esta abertura. A partir deste ponto se estabelece a necessária camaradagem e cumplicidade.

O paciente tem o direito de querer se informar sobre o seu estado, o que deve ser entendido como positivo, pois demonstra interesse. Cabe ao médico, com paciência, esclarecer as dúvidas e imprecisões que surgem, principalmente a partir de informações desencontradas. Isso implica em ouvir, procurar entender as dúvidas e tentar esclarecê-las. É imprescindível manter-se muito bem informado e atualizado.

Mudanças comportamentais e ambientais

A relação médico-paciente passou por mudanças nas últimas décadas devido às alterações da sociedade e à consequente mudança comportamental. As características da prestação do serviço médico também foram alteradas devido, sobretudo, ao encarecimento da Medicina. O surgimento dos planos de saúde também teve um peso nestas mudanças.

Estes existem para viabilizar o acesso ao atendimento médico de uma massa de pacientes que de outra forma ficaria desamparado devido ao encolhimento do serviço público. As empresas administradoras de planos de saúde e seguradoras têm o lucro como objetivo final. As entidades de autogestão buscam a redução dos gastos. Já as cooperativas médicas têm como maior desafio as dificuldades de caixa. Todos estes fatores pressionam o valor dos honorários para baixo.

Por estes motivos, o médico é obrigado a aumentar o volume de atendimentos para preservar o seu ganho. Assim, encurta-se o tempo, o que compromete a relação e provoca a utilização prioritária de exames complementares para embasar o diagnóstico. A relação se torna fria, rápida e perde sua característica terapêutica.

Mas não acredito que houve mudança no perfil dos pacientes. **A alteração comportamental foi dos médicos e ela só ocorreu pois estes foram obrigados a se adaptar às exigências do mercado.** Há, no entanto, como anular esta inversão perversa de valores. Para que isto ocorra, o velho e eficaz mote que diz que "a clínica é soberana" deve ser seguido. A consulta deve ser destinada à construção de um relacionamento, ao exame clínico e às orientações. Por mais rápido que seja, este momento se enriquece superlativamente quando possui esta conduta.

Recentemente atendi um jovem que se queixava de dor na região inguinal esquerda. Após ouvi-lo, realizei um exame físico profundo e diagnostiquei a existência de uma hérnia inguinal de cada lado, e a maior ficava à esquerda. Com cuidado, o avisei do diagnóstico e esclareci que teria que ser operado. Só que o pai dele era casado com uma pediatra que duvidou do diagnóstico e pediu uma segunda opinião a um cirurgião.

Este, em um exame rápido e superficial (palavras do paciente), discordou do meu diagnóstico e, para confirmar o seu, pediu uma ressonância magnética da pelve. Este exame serviu para confirmar o meu diagnóstico e mostrou as protrusões do conteúdo intra-abdominal pelos canais inguinais. A maior era à esquerda, como eu havia afirmado no início. Também serviu para encarecer o atendimento. O paciente foi operado por mim e já está recuperado e satisfeito. **Este caso apenas confirma que o relacionamento pobre e distante encarece a Medicina, pois torna necessária uma série de exames para comprovar o que poderia ser constatado pela simples observação cuidadosa.**

Pacientes também gostam de se sentir atendidos em suas carências afetivas relacionadas ao problema de saúde. Sempre que termino um atendimento, ligo para quem me telefonou quando estava ocupado. Não os atendo durante as consultas dos outros ou nos intervalos, em respeito aos que estão na minha sala, mas não permito que fiquem sem retorno.

Algumas vezes, confeccionei e enviei cartões de Natal e de felicitações pelo aniversário e o retorno foi impressionante. O crescimento vultoso da clientela, no entanto, tornou esta prática financeiramente inviável. Estou substituindo-a pelo envio de e-mails, embora a parcela que utilize deste meio de comunicação ainda seja pequena. Mesmo assim, o retorno é animador.

Outra iniciativa que considero viável é a criação de uma página ou um *blog* na internet, embora isso demande um tempo que ainda não tenho. Respostas às consultas por e-mail, no entanto, devem ser evitadas por não serem éticas e estimularem um comportamento acomodado, o que pode prejudicar a condução dos casos. A atividade médica é essencialmente presencial.

Sensibilidade e respeito

Fica evidente que a Urologia depende de muita sensibilidade. As atitudes do médico devem demonstrar o extremo respeito que possui pelas pessoas. É certo que uma formação mais humanista é muito útil neste sentido. Talvez o estudo da Filosofia devesse ser incluído no currículo das escolas médicas. A massa gigantesca de cultura médica que tem que ser aprendida e apreendida na faculdade e o envolvimento cada vez mais intenso e progressivo com a tecnologia reduzem o que se aprende sobre a relação com os pacientes às aulas de Psicologia Médica e Medicina Integral.

O médico em formação deve ser lembrado a todo instante, do primeiro ao sexto ano, de que vai lidar com gente, seres humanos com sentimentos, emoções e comportamentos variáveis, o que pode interferir em todas as fases do tratamento, para o bem

ou para o mal. Além de lembrado, deve ser orientado a lidar adequadamente com as peculiaridades das pessoas.

Também devemos dedicar especial atenção aos funcionários que trabalham na recepção. A orientação da equipe é função obrigatória de quem a chefia, ou seja, do médico. É ele que conhece as peculiaridades da clientela e deve transmitir aos seus subordinados a maneira de se relacionar. O comportamento da equipe deve ser o espelho do comportamento do médico. Atualmente, há cursos e eventos de treinamento de secretárias e atendentes de consultórios, mantidos por entidades relacionadas à Medicina. O urologista deve estimular seus funcionários a frequentar este tipo de atividade.

Para finalizar, se não é fácil ser médico, torna-se ainda mais trabalhoso ser um bom médico e ter o seu valor reconhecido. O retorno, contudo, é verdadeiramente compensatório.

DOSSIÊ UROLOGIA

Na Urologia, a relação entre médico e paciente apresenta um alto nível de complexidade e envolvimento. Pela própria natureza da especialidade, o médico obrigatoriamente terá acesso à intimidade do seu paciente para conduzir o tratamento.

O nível de lealdade e cumplicidade estabelecido é alto. O urologista terá acesso a informações confidenciais. Até que esta cumplicidade seja criada, o urologista deve utilizar técnicas específicas para extrair as informações de que necessita.

Em alguns casos, a família ou os companheiros do paciente devem ser envolvidos. Em outros, não. Um desafio a ser superado é que as pessoas não possuem pleno conhecimento sobre a Urologia, o que a torna uma especialidade cercada de preconceitos.

Muitos acham que é uma especialidade que atende somente a homens, o que está voltada apenas para doenças sexualmente transmissíveis. Ambas as impressões são equivocadas.

O médico deve atentar para as especificidades ao lidar com o público masculino e o feminino. Com homens, é comum que haja um clima mais informal. Já com as mulheres, embora a cumplicidade formada seja grande, a relação exigida do urologista é mais formal. Orientação semelhante deve ser dada aos funcionários da recepção.

GINECOLOGIA

por Marcelo Zugaib

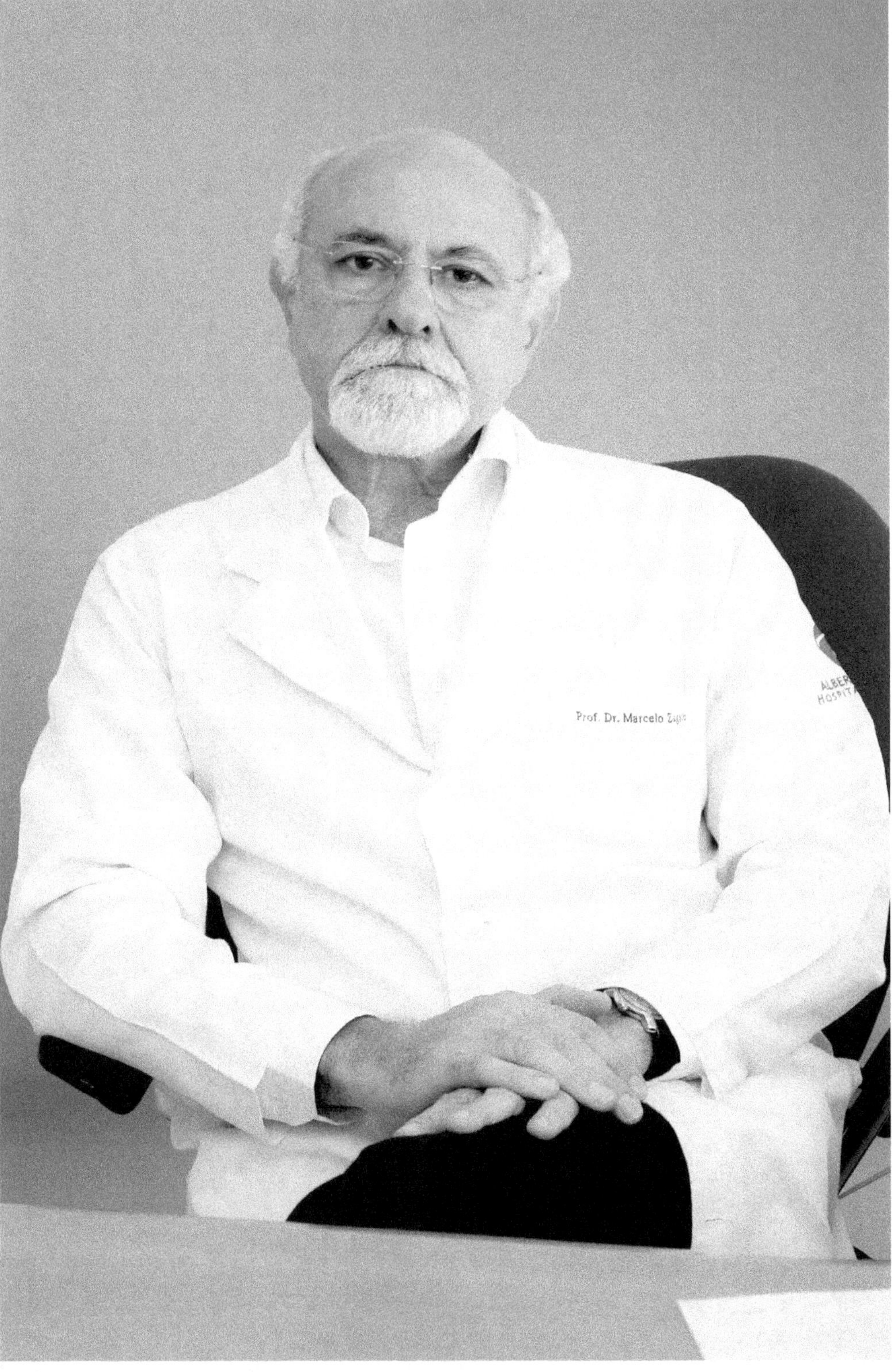
Prof. Dr. Marcelo Zugaib

APRESENTAÇÃO

Bom senso e sensibilidade. Para o ginecologista Marcelo Zugaib, estas duas características representam a base para desenvolver uma boa comunicação com suas pacientes e conquistar a confiança delas. Zugaib deixa claro neste artigo que se não houver empenho no desenvolvimento e na manutenção do relacionamento, o médico certamente perderá sua clientela.

O ginecologista precisa ter acesso a questões íntimas da vida de outras pessoas. Estas informações são cruciais para determinar o correto diagnóstico e o tratamento mais adequado em cada caso. Se a mulher não se sentir totalmente à vontade em relação ao profissional que a acompanha, este processo estará fadado ao fracasso.

Isso se o tratamento efetivamente começar, pois o ginecologista precisa conquistar sua paciente desde o primeiro encontro. Se por acaso ele perder esta oportunidade, o mais comum é que a pessoa busque outro especialista.

Outra peculiaridade é que muitas pacientes encontram no ginecologista um parceiro em quem se pode apoiar para superar momentos difíceis. A mulher compartilha com seu médico questões pessoais relativas à família, profissão etc.

Marcelo Zugaib graduou-se em Medicina e possui mestrado e doutorado em Obstetrícia e Ginecologia pela Universidade de São Paulo (USP). Atualmente, é professor titular de Obstetrícia do Departamento de Obstetrícia e Ginecologia desta mesma universidade e membro de diversas entidades e instituições na área. Ao longo de sua carreira, ganhou diversos prêmios devido ao seu trabalho, além de ter inúmeras publicações sobre Ginecologia.

BOM SENSO E SENSIBILIDADE: ALICERCES
por Marcelo Zugaib

Uma questão de bom senso

Uma boa relação médico-paciente é fundamental para o sucesso de uma carreira. E essa relação possui dois pilares. O primeiro está relacionado ao conhecimento técnico do médico e o segundo tem a ver com o bom senso. O especialista precisa ter um conhecimento amplo, que vai além do seu escopo de atuação. Ou seja, eu que sou ginecologista não posso entender apenas do aparelho reprodutor das mulheres. Não posso me limitar a conhecer muito bem o útero e os ovários como se eles viessem separados do restante do corpo.

Bom senso significa se colocar na posição da paciente. O profissional deve ser capaz de exercer sua função de acordo com a realidade das pessoas. É necessário, por exemplo, que o médico perceba que dependendo da realidade sócioeconômica de seu paciente, o tratamento pode e deve ser diferenciado.

Pela própria natureza da minha especialidade, percebe-se complexidade no que diz respeito aos pacientes. Preciso explicar que a mulher enxerga o seu ginecologista como uma pessoa onde pode se apoiar, o que transcende a relação simples do ponto de vista ginecológico. É como se ela posicionasse este profissional como um sustentáculo para os problemas que tem em casa, com o marido e com os filhos, ou no ambiente de trabalho.

Reforço a necessidade da sensibilidade em entender o peso que esta mulher carrega até chegar ao consultório. Acho que este é um ponto essencial: se o profissional não tem cuidado, sensibilidade e atenção, o relacionamento é prejudicado.

Neste sentido, uma formação humanista se faz mais do que necessária, mas sim imprescindível. Geralmente, as expectativas dessa paciente dizem respeito aos anseios próprios de uma mulher moderna, como o desejo de ser saudável e de estar dentro do que elas consideram normal quando comparada a outras mulheres.

Esta mulher tem consciência da sua importância para a família. Assim, ela pensa na sua saúde como uma prioridade para a manutenção da saúde familiar. Essa é uma das principais diferenças entre as mulheres e os homens. As mulheres se veem, na maior parte das vezes, como elo fundamental, como um objeto que une todos os componentes, enquanto os homens se enxergam como promotores do sustento, unicamente.

Conquistando a confiança

Por se tratar de uma área tão específica e delicada, o médico realmente precisa ter uma série de cuidados no trato com suas pacientes. Se o profissional não conquistar a confiança dessas mulheres, como poderá realizar um bom diagnóstico ou indicar o tratamento mais adequado? É necessário demonstrar que ele estará à disposição para qualquer problema. Isso significa tirar dúvidas, mostrar-se atencioso e disponível. A mulher é o sustentáculo emocional de uma família e por este motivo temos de dar certeza que ela pode contar conosco sempre que for necessário.

Nesta especialidade, o médico está tão próximo de suas pacientes que a confiança deve ser total. E existem alguns pontos interessantes. Quando trabalhamos com adolescentes, por exemplo, geralmente o atendimento é feito com a presença dos pais. Qual a melhor forma de informar o que é preciso sem interferir na relação entre o responsável e o paciente? Temas como sexo, por exemplo, podem criar atrito com o responsável. Mais uma vez, cabe ao médico ter sensibilidade e bom senso para lidar com este tipo de situação. Não se pode dar uma receita de bolo sobre como lidar com estes casos. Procuro atender a paciente com a preocupação de que ela entenda que estou ali para ajudá-la e não como uma pessoa conivente com a mãe. Deixo claro qual é o meu papel, ou seja, a minha função como médico, e não dou margem para que a paciente crie qualquer outro conceito a meu respeito. E também sempre deixo a paciente livre para escolher o que lhe deixa mais confortável no momento da consulta: contar ou não com a presença da mãe.

Para algumas, a presença da mãe é fundamental, mas para outras é preciso estar longe para que tenham coragem de contar ou perguntar tudo o que desejam. Mais uma vez, a sensibilidade de que falei no início se mostra extremamente importante. **Muitas meninas, na verdade, não podem simplesmente pedir para que a mãe saia do consultório, o que fica a cargo do médico. Neste caso, a postura do profissional é fundamental.** Faço questão de mostrar claramente para a mãe desta paciente que naquele momento sou o médico da filha dela. Logo, minha postura e minhas atitudes devem ser condizentes.

Já a menina que fica à vontade com o acompanhamento da mãe, muitas vezes fica mais segura para fazer a visita sozinha da próxima vez. Quando existe uma relação de credibilidade entre o médico e a mãe da paciente, tudo fica mais fácil. A mãe certamente entende que em alguns casos, é melhor que a filha tire suas dúvidas sozinha. **Por outro lado, quando não há cumplicidade entre mãe e filha, os problemas do cotidiano reaparecem no consultório. Neste caso, será necessário um empenho maior por parte do ginecologista para conquistar a confiança de ambas, o que requer não apenas dedicação, mas também paciência.**

Ginecologistas do sexo masculino

Para os homens, os desafios não terminam por aí pois existe um forte preconceito. Algumas mulheres resistem à ideia de se consultar com um especialista do sexo masculino. O mais alarmante talvez seja que este preconceito não se resume a algumas pacientes, mas também se reflete entre os futuros profissionais da área. Como sou professor, vejo nas faculdades que a grande massa de futuros ginecologistas é composta por mulheres. Nos Estados Unidos, este já é um fato preocupante.

Confesso que essa situação me frustra: não tenho a oportunidade de ser o médico de meninas que ajudei a nascer. As mães as trazem aqui para a primeira consulta, mas as meninas querem ser diferentes de suas mães em tudo nesta fase, o que contribui na procura por outro especialista.

Claro que o profissional do sexo masculino precisa de uma série de cuidados. Mas ele não pode ser impedido de exercer esta especialidade. É uma questão de respeito e caráter, o que vem de berço. **O médico deve ter a sensibilidade de detectar quando a paciente está com outros problemas que vão além de um sintoma. A dificuldade emocional pode fazer com que um sintoma seja exacerbado. É neste momento que a sensibilidade faz a diferença.**

Se ele não for capaz de entender isso procurará apenas soluções para os sintomas apresentados. Mas como mencionado, esses sintomas algumas vezes são exagerados por conta de fatores externos. A paciente, fragilizada, com medo ou receio de receber notícias ruins, pode tornar crônico um problema que talvez nem fosse tão sério. O bom médico, o verdadeiro especialista, é aquele que tem a capacidade de saber qual é o real elemento a ser tratado. E este tipo de formação não é enfatizada nas escolas médicas.

Será que os nossos colegas de profissão realmente prestam atenção no que suas pacientes dizem? Não adianta o especialista dizer que está ouvindo sua interlocutora se não demonstra isso. A paciente fica confusa, sem saber se o médico lhe escutou de verdade. Este, por sua vez, não tem certeza de que conseguiu todas as informações importantes. Acho que os professores têm a responsabilidade de estimular os futuros profissionais. Como afirmou Paulo Freire, a educação diz respeito à formação e não apenas à qualificação técnica.

Como professor, sei que por mais que o formador tente passar mais do que o conhecimento técnico, alguns alunos simplesmente não assimilam esse conteúdo extra. Isso me causa uma angústia grande, por não conseguir ver naquele estudante uma evolução. Para o futuro médico que não consegue visualizar estes aspectos, as dificuldades certamente serão maiores.

Acho que está claro que a relação médico-paciente muda o tempo todo. Em linhas gerais, ela muda porque as pessoas mudam. Especificamente no Brasil, percebo duas mudanças evidentes. Em primeiro lugar, temos a conscientização dos direitos do cidadão, que ocorre em um ritmo intenso, o que faz com que o paciente exija muito mais do que exigia. Antes, a posição do médico era de alguém superior, impassível de ser julgado ou de sofrer desconfiança. Mesmo hoje, podemos dizer que não existe igualdade entre as partes, mas este desequilíbrio já não é tão forte.

A segunda grande mudança está na transformação do papel da mulher. A cobrança aumentou. Ela deve ser uma integrante da família, mas também uma pessoa ativa no mercado de trabalho. Dessa forma, passou a ser uma paciente mais exigente do que era antes.

A primeira impressão

Nesta especialidade, o médico só tem uma chance de causar uma boa impressão. Esta oportunidade acontece na primeira consulta. Quando isso não ocorre, perdemos a paciente. Em um cenário como este, todos os aspectos contam muito. Além do médico, toda a estrutura física do consultório ou da clínica deve ser adequada e transmitir segurança e confiabilidade. O papel da equipe é decisivo para a intensificação de uma boa relação. Como diz o ditado popular, a primeira impressão é a que fica.

Se o funcionário não faz com que a paciente sinta-se acolhida logo que chega ao consultório ou hospital, esta espera o mesmo comportamento do especialista.

E não é só no primeiro contato que essa imagem pode ser danificada. Claro que conquistar a confiança no primeiro contato é fundamental para que ocorra o segundo. Porém, mesmo depois de conquistada, a paciente pode ter acesso a fatores que derrubam a reputação do profissional. Ou seja, o médico deve manter o alto grau de confiabilidade durante todo o tratamento.

Imagine um consultório onde a recepcionista tem um humor instável. Em determinado momento, ela fala de forma grosseira ao telefone. Isso pode quebrar o ciclo de empatia que foi construído desde o início. Um ciclo que depende de manutenção constante, com base na credibilidade gerada com todas as pessoas do consultório. Não depende apenas do médico. Muitas vezes, perde-se uma paciente sem nem saber o que aconteceu.

DOSSIÊ GINECOLOGIA

O ginecologista possui um duplo papel no que diz respeito ao relacionamento com as suas pacientes. Por ter acesso à intimidade das mulheres que atende, deve ter postura e atitudes no sentido de conquistar o respeito deste público. Porém, deve ter sensibilidade para lidar com as ansiedades e expectativas da mulher moderna, que é cobrada pela sua conduta social, familiar e profissional.

Quando o ginecologista conduz este diálogo com sucesso, o nível de lealdade e envolvimento costuma ser alto. Para o especialista do sexo masculino, existem dificuldades: as pacientes mais jovens normalmente são levadas pela mãe ou indicadas por uma mulher mais madura. Porém, elas costumam resistir à ideia de consultarem-se com um homem.

Também no caso de jovens, a relação entre médico e pacientes geralmente conta com a participação de outras pessoas (mães, normalmente). Deve haver um cuidado maior neste sentido, pois em determinados momentos o ginecologista terá de afastar a mãe do ambiente para obter maior comprometimento da filha.

Outra peculiaridade é que cabe ao ginecologista causar uma excelente primeira impressão. Quando isso não ocorre, a chance de perder a paciente é alta.

ENDOCRINOLOGIA

por Marília de Brito Gomes

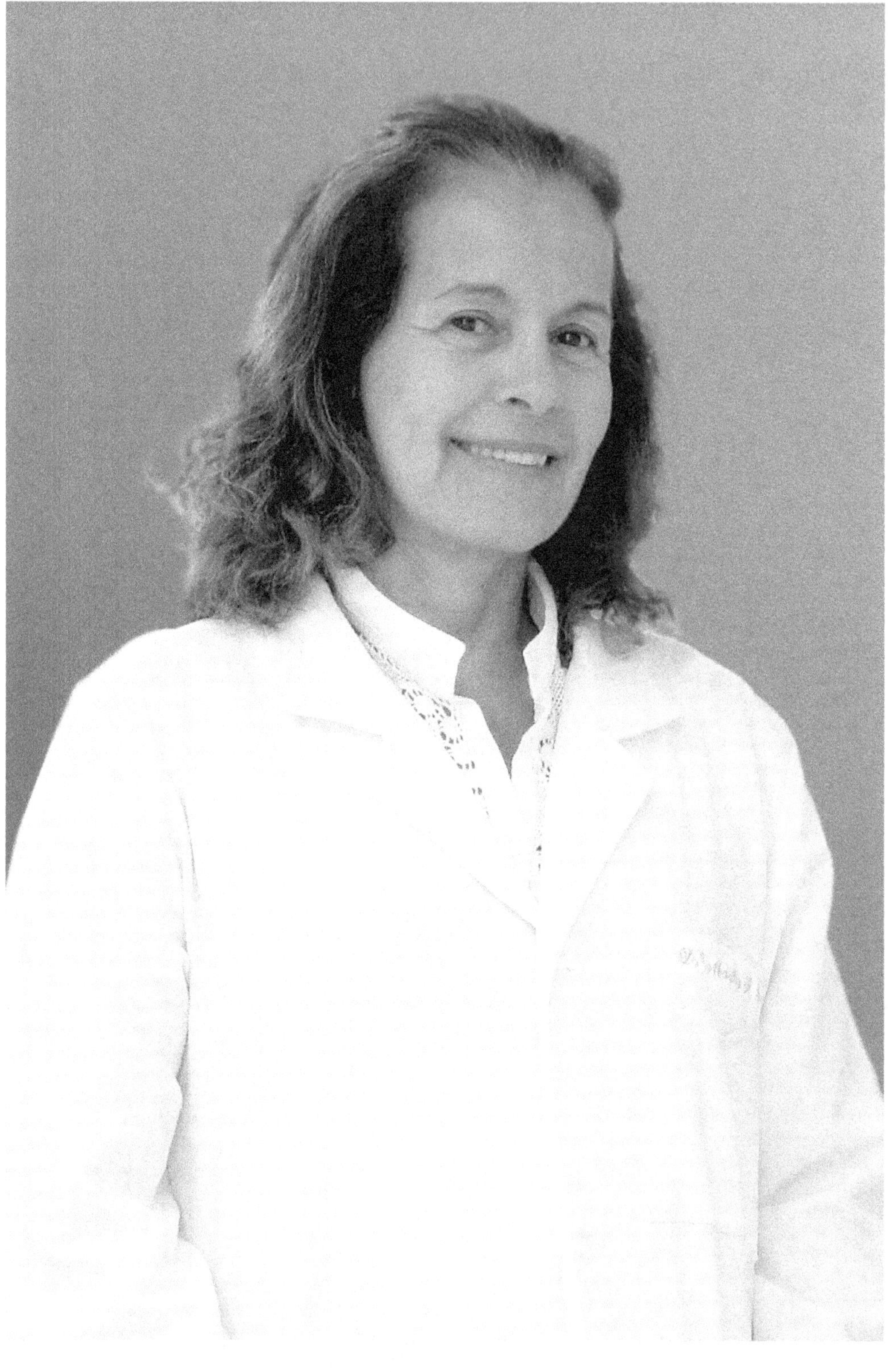

APRESENTAÇÃO

Para a endocrinologista Marília de Brito Gomes, presidente da Sociedade Brasileira de Diabetes (SBD), os médicos desta especialidade falham na comunicação com aqueles que atendem por uma razão simples: a sociedade ainda desconhece o papel do endocrinologista e as principais mazelas ligadas a esta área. Os profissionais devem empenhar-se em explicar o seu papel.

Para atingir este objetivo, tanto o médico quanto sua equipe devem estar bem preparados para lidar com a falta de informação. Pesquisas recentes mostram que uma parte significativa dos brasileiros ainda desconhece a função do endocrinologista.

O médico precisa se esforçar para ter uma comunicação eficaz com seus pacientes. Em grande parte dos casos, as pessoas realizam o tratamento sem entender ao certo o que as assola. Sem este entendimento, não há diálogo e sem diálogo, a relação médico-paciente não é estabelecida.

Marília de Brito Gomes é graduada em Medicina pela Universidade do Estado do Rio de Janeiro (Uerj). Possui título de mestre em Endocrinologia pela Pontifícia Universidade Católica do Rio de Janeiro (PUC-Rio) e de doutora em Endocrinologia Clínica pela Universidade de São Paulo (USP). Atualmente, ocupa a presidência da Sociedade Brasileira de Diabetes. Possui diversos prêmios conquistados por seu trabalho na área.

A ARTE DE SABER OUVIR O QUE NÃO É DITO
por Marília de Brito Gomes

A falta de informações sobre a especialidade

O paciente da Endocrinologia, apesar de receber diversas informações como todas as outras pessoas, parece não levar a sério o que escuta. Metade da população que estimamos ter desenvolvido o diabetes simplesmente não sabe que possui a doença. Este fato está demonstrado em pesquisa feita pela Sociedade Brasileira de Diabetes (SBD), que afirma que no Brasil existem 11 milhões de diabéticos e 15 milhões de hipertensos, mas apenas 50% desses grupos sabem de suas condições de saúde e resolvem procurar cuidados médicos adequados. Este dado mostra que a população brasileira está absolutamente desinformada. Algumas pessoas nunca sequer foram a um endocrinologista e outras, quando vão, aparecem apenas uma vez no ano.

Esta desinformação é grave e ainda assim não percebemos ações e campanhas consistentes no sentido de conscientizar a sociedade e alertá-la para os riscos relacionados ao diabetes. Tenho absoluta convicção de que ainda precisamos avançar neste sentido. Deveríamos trabalhar como nos países desenvolvidos, nos quais os pacientes fazem consultas a cada trimestre e não apenas quando sentem algum sintoma. Isso não acontece no Brasil por diferentes razões.

O desinteresse ou desconhecimento sobre o papel do endocrinologista e sua importância prejudica a relação médico-paciente. **Já que ele encara a consulta com um endocrinologista como algo pontual e não vê a necessidade de voltar depois de certo tempo, é natural que não haja grande esforço para interagir.** Devemos estar muito atentos daqui para frente a este desafio.

A base da relação

Hoje, sabemos que 70% das questões que surgem durante um tratamento são provenientes da confiança ou da falta da mesma. O problema é que os médicos não têm mais tempo para ouvir as pessoas com atenção. Isso faz com que os profissionais mantenham certo distanciamento. Porém, este afastamento cria outro obstáculo, pois se torna cada vez mais difícil detectar os problemas e compreender o ser humano que está em busca de ajuda.

Com o fortalecimento dos planos de saúde, o médico passa a atender em grande quantidade para ser remunerado de forma adequada. Este fato faz com que a consulta seja rápida e insuficiente para que se consigam as informações necessárias ao diagnóstico. O paciente não percebe a questão do tempo e da urgência. No seu entendimento, o médico simplesmente não se importa com ele. Há uma sensação de frieza e desinteresse. Isto leva, fatalmente, à desconfiança. **O resultado é que a pessoa aceita ou não o tratamento proposto de acordo com a sua vontade, pois esta decisão não está embasada por qualquer tipo de sensação de segurança.**

O fato dos pacientes não terem vínculos com seus médicos e de não terem segurança ou respaldo para aceitar determinado tratamento é muito complexo e gera mais problemas do que podemos imaginar. A pessoa muitas vezes aceita as recomendações por falta de opção. Quando existe possibilidade, ela busca outro especialista na tentativa de obter uma opinião mais embasada, que esclareça suas dúvidas e transmita confiança.

Isso é visto nos consultórios particulares com regularidade. Agora, vamos pensar também na situação dos médicos que trabalham com planos de saúde. Para eles é ainda pior. A dinâmica dessa interação muda constantemente. Fica muito difícil desenvolver a relação em situações como esta.

Não vejo que exista um único desafio que possa ser apontado como a maior dificuldade enfrentada na interação entre as duas partes. Diante da situação que temos atualmente, é impossível apontar um único fator como o mais grave de todos. Existem várias questões a serem consideradas. Se for necessário apontar a que mais me preocupa, diria que é a dificuldade de um diálogo equilibrado. **Na prática, isso quer dizer que aquilo que o médico diz não é compreendido pelo paciente e este, por sua vez, quase sempre tem vergonha de admitir suas dúvidas.**

O fato de um paciente deixar o consultório com dúvidas é sério e normalmente apontado como a principal reclamação. Quando ele não entende o que seu médico diz, certamente não tem confiança em seguir as recomendações e o tratamento prescrito. Neste caso, não podemos falar em uma verdadeira relação médico-paciente, pois falta aquele item básico chamado confiança.

Este desnível de comunicação pode ter diversas origens: tanto na utilização de uma linguagem extremamente técnica por parte do médico quanto na baixa escolaridade de determinado paciente. Mas independente da causa, um profissional não pode aceitar que seus clientes fiquem isolados no momento da consulta. Quando uma pessoa deixa de perguntar por que tem vergonha, o diálogo é prejudicado.

Reverter este quadro não é simples, pois esta situação se deve à diferença sócio-econômica que predomina no Brasil. Poucos médicos atendem pacientes que façam parte da sua mesma classe social. Talvez por este motivo a comunicação aconteça com tanta dificuldade. **O profissional que não tem sensibilidade para entender que deve falar o português claro não consegue manter uma relação saudável. Muito menos transmite credibilidade às pessoas que atende.**

Outro fato para o qual devemos estar atentos é que hoje existem inúmeras fontes de informação. Quando o médico falha no diálogo, os pacientes buscam tais fontes para compensar. Vejamos a internet, por exemplo. Algumas pessoas falam que ela veio para melhorar e agilizar as conversas e as tarefas, mas na verdade só aumentou a nossa carga diária de afazeres. Não conseguimos dar conta de tudo. Além disso, temos que lidar com a enxurrada de informação que surge a cada minuto.

Será que o fato de as pessoas, cada vez mais, buscarem suas respostas na internet e não no médico não nos revela uma crise de confiança? A falta de um diálogo aberto e que inspire confiança não reforça a postura das pessoas em buscar soluções e respostas por conta própria?

O papel da equipe

Acredito que sempre é um diferencial ter uma equipe bem treinada e preparada para atender com eficiência. Uma especificidade da nossa área é que os colaboradores não se resumem aos funcionários que estão conosco na clínica. **Um endocrinologista trabalha em parceria com outros profissionais da Saúde, como nutricionistas, por exemplo. Precisamos estar em sintonia para que o tratamento surta o efeito desejado. Essa necessidade pode não ser vista em outras especialidades, mas na Endocrinologia é fundamental.** O melhor resultado depende quase sempre de que diferentes profissionais trabalhem com o foco no paciente. Quando existe esta união de valores e objetivos, o resultado final é altamente satisfatório.

Entretanto, é preciso ressaltar que muitos não têm a possibilidade de escolher quem fará parte da sua equipe. Grande parte de médicos trabalha em hospitais públicos e particulares e a seleção da equipe está fora das suas atribuições.

Devido a este fato, fica difícil participar da preparação e do treinamento do pessoal. Entretanto, é possível prestar auxílio para que essas pessoas melhorem seu atendimento como forma de diminuir o impacto sobre a imagem do médico. Estes casos demandam maior esforço, mas acredito que este empenho seja válido para quem está preocupado em construir uma reputação sólida.

Quando existe a chance de contratar e treinar os funcionários é diferente. O especialista deve ter em mente que se o atendimento e o serviço prestado pela equipe não forem adequados, a sua imagem estará comprometida. **O paciente não dissocia da imagem do médico uma situação desagradável da qual tenha sido vítima.** A estrutura física do consultório e seu funcionamento, o que envolve os processos relativos à recepção e ao tempo de espera, também são fatores que influenciam a avaliação do serviço. Este é mais um motivo para que os médicos tenham cuidado e critério ao selecionar seus colaboradores.

DOSSIÊ ENDOCRINOLOGIA

Para o endocrinologista, os maiores desafios parecem ser a comunicação e a capacidade dos pacientes entenderem suas orientações. Grande parte da população desconhece a função desta especialidade e não compreende exatamente as doenças correlacionadas a ela.

Por isso mesmo, o médico deve utilizar vários canais de comunicação: escrito, verbal, visual, e interpretar corretamente o que é passado pelos pacientes. Por esta própria dificuldade, o nível de lealdade entre as partes tende a ser baixo quando a relação não é trabalhada de maneira eficiente.

Em muitos casos, o endocrinologista trabalha em parceria com outros profissionais da saúde, como nutricionistas, por exemplo. Portanto, o diálogo com estes profissionais deve ser bem desenvolvido de maneira a atingir os melhores resultados.

A influência da mídia e do amplo acesso à informação via Internet pode ser prejudicial. Como as pessoas têm pouco conhecimento sobre a especialidade, informações desencontradas e descontextualizadas podem prejudicar o tratamento. O médico deverá dedicar especial atenção a estes aspectos e apresentar habilidades para filtrar junto ao paciente as informações que são realmente úteis, além de conscientizá-lo sobre a importância de dar sequência ao tratamento.

GERIATRIA

por Roberto Alves Lourenço

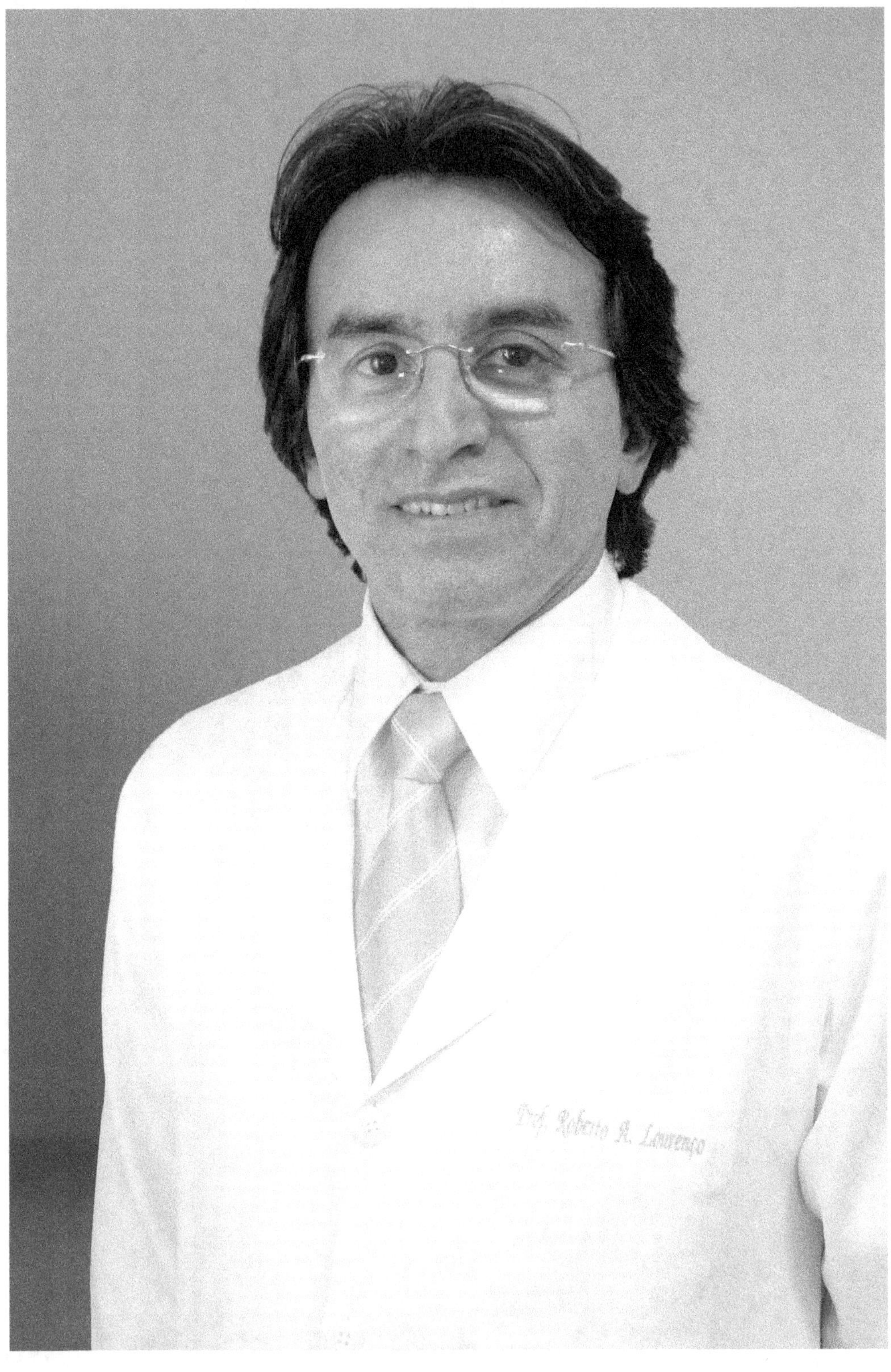

Prof. Roberto A. Lourenço

APRESENTAÇÃO

Optar pela especialização em Geriatria pode se traduzir em um grande desafio para os médicos. Dificuldades de diálogo com os pacientes e habilidade para lidar com os anseios dos familiares são apenas algumas das questões que tangem esta especialidade.

Nas próximas páginas, Roberto Lourenço apresenta estas e outras singularidades da Geriatria no que diz respeito ao relacionamento médico-paciente. Com 25 anos de carreira, ele defende o respeito aos desejos dos idosos e afirma que uma boa relação é o alicerce para um tratamento eficiente.

Cuidados especiais são necessários para que se obtenham as informações do seu público, por vezes já limitado em algumas de suas funções. A dinâmica da relação muda com as pessoas mais idosas. O objetivo final do atendimento é diminuir os obstáculos da comunicação com estes pacientes e conquistar a sua confiança e comprometimento.

Roberto Alves Lourenço graduou-se na Faculdade de Ciências Médicas da Universidade do Estado do Rio de Janeiro (Uerj). É mestre e doutor em Saúde Coletiva pela Universidade Federal do Rio de Janeiro (UFRJ). Atualmente, é coordenador do Departamento de Medicina Interna da Faculdade de Ciências Médicas da Uerj, além de professor titular da disciplina de Geriatria da Escola Médica de Pós-Graduação da Pontifícia Universidade Católica do Rio de Janeiro (PUC-Rio). Também é membro efetivo da Academia Brasileira de Medicina de Reabilitação.

UMA RELAÇÃO PARA SUPERAR OS OBSTÁCULOS DA MELHOR IDADE

por Roberto Alves Lourenço

A relação com os idosos

A expressão médico-paciente foi originada em uma época na qual o profissional que ministrava os principais cuidados de saúde era apenas o médico. Mas hoje existe uma série de outros profissionais que ocupam tal função.

Portanto, a relação médico-paciente deve ser traduzida como relação profissional de Saúde-paciente e deve ser extremamente estimulada. É algo que precisa ser discutido, debatido e ensinado nas escolas de saúde e na escola médica. Desta questão, depende não apenas o sucesso do profissional, mas também da terapêutica.

Outro fator importante é a constatação de que, em grande parte dos casos, uma boa relação é responsável pelo sucesso da terapêutica instituída. A má relação ou sua construção inadequada pode ser fatal para o tratamento.

Nem sempre o serviço de Saúde está associado a algum tipo de sofrimento. Muitas vezes há apenas um desejo de mudança. Porém, mesmo nestes casos as deficiências do sistema fazem com que o relacionamento se deteriore. Isso fica bastante claro quando verificamos certas circunstâncias como os honorários pagos pelas operadoras de saúde.

Os valores que essas empresas pagam fazem com que o tempo de consulta seja necessariamente pequeno. É uma questão apenas de sobrevivência. É impossível sustentar um consultório, a secretária e toda a estrutura de atendimento com tais valores. Nos exames e na parte cirúrgica, os honorários são um pouco melhores, mas a parte clínica é muito mal remunerada, o que faz com que o médico disponibilize um tempo mínimo ao paciente. Neste curto tempo, o profissional se dedica a fazer um diagnóstico e o tratamento, e não a desenvolver um relacionamento. Essas circunstâncias são propiciadoras, mas acredito que também seja uma opção do médico. Ele pode dizer não, como no meu caso.

Não mantenho esse relacionamento com as operadoras de saúde exatamente porque é preciso e necessário um tempo mínimo terapêutico. Vale citar os psicoterapeutas, que acreditam que o tempo faz parte do tratamento. Precisamos definir um tempo mínimo e um tempo máximo de consulta.

O paciente da Geriatria

O ser humano envelhecido tem limitações que fazem com que, sem a construção de um relacionamento adequado, ele sofra além dos limites. Muitas vezes, os médicos recebem pessoas com limitações sensoriais, auditivas e visuais, o que reduz a sua capacidade de comunicação. São necessárias estratégias especiais para lidar com cada um destes indivíduos.

Não se trata apenas de aumentar o volume de voz, no caso de um idoso com dificuldades de audição. Devem ser adotadas medidas elaboradas de relacionamento. Por outro lado, o indivíduo idoso pode ser acometido por distúrbios cognitivos, o que leva à redução da capacidade de entendimento. Não se trata, neste caso, de um envelhecimento normal, mas de um envelhecimento patológico, o que é mais uma característica limitante.

Já recebi pacientes que 30 segundos após eu fazer uma afirmação, já a haviam esquecido, o que faz parte do distúrbio cognitivo, mais especificamente do distúrbio de memória. Neste caso, manter a relação viva é um grande desafio. Faz parte do envelhecimento normal certa lentificação das reações e, por isso, o idoso é um indivíduo que tem um tempo mais lento de reação e de explanação. Este paciente não tem como acelerar a consulta.

O médico que estiver preocupado em produzir informações e resultados rápidos não será bem sucedido, porque é necessário adaptar-se a esta diminuição no tempo de reação. Recebo no consultório pacientes com média de idade variável, mas geralmente bem acima dos 70 anos. Por este motivo, tenho que escutar longas histórias e preciso delimitar o caminho a ser percorrido para obter as informações necessárias. Obviamente, faço isto com estratégia e educação, mas ao mesmo tempo com objetividade. Não posso de maneira alguma cortar a fala espontânea e fazer com que aquele momento se traduza em um relato frustrante. Caso a consulta não seja adequadamente desenvolvida, ela se torna longa e insatisfatória para ambas as partes.

Passei por este tipo de experiência e duas horas depois tanto eu quanto o paciente estávamos exaustos. Nestes casos, precisamos selecionar informações que não são necessariamente pertinentes do ponto de vista do diagnóstico e do tratamento, mas que para o paciente são extremamente importantes devido à ansiedade e à necessidade de comunicar aquela experiência de vida.

O relacionamento com a família

A relação do geriatra com a família do paciente é intensa. No meu consultório, tenho duas cadeiras, uma terceira de reserva e mais dois banquinhos. Não é frequente, mas também não é raro que eu receba cinco pessoas em minha sala: o paciente e mais duas ou três gerações de familiares.

E é claro que cada um dos acompanhantes, familiares ou não, tem uma demanda para o médico, uma observação e uma ansiedade. A família tem dificuldade em compreender e aceitar que aquela pessoa que viveu tantos momentos ao seu lado hoje enfrenta algum tipo de limitação. Na maior parte dos casos, os familiares pensam que é apenas uma progressão de traços de personalidade já existentes e não relacionam esta mudança a uma doença.

Por este motivo, conter a ansiedade dos familiares é sempre um grande desafio. O médico precisa de informações adequadas e o tempo necessário para que essas informações sejam reveladas e filtradas. Não existe outra forma nem máquina para extrair estes dados.

Os cuidados na comunicação do diagnóstico

Em uma sociedade na qual esteja claramente definido pelas entidades médicas que todo diagnóstico deve ser comunicado sem "panos quentes", sem eufemismos e sem que se coloque qualquer possibilidade inexistente, para o profissional está claro o que fazer. Mas este não é o caso da sociedade brasileira. Temos um desafio neste aspecto.

Muitas vezes, o paciente e a família não querem saber o diagnóstico. É claro que os médicos devem comunicar sempre e a responsabilidade dessa comunicação é grande. **Em um consultório de Geriatria, a frequência dos diagnósticos que causam grande impacto emocional é alta, principalmente nos casos de quadros demenciais.** A responsabilidade do especialista aumenta no caso de doenças que representam um estigma. A doença de Alzheimer é um exemplo.

Ela carrega um estigma que não corresponde à realidade, embora não signifique que esta seja uma doença benigna. O doente de Alzheimer é representado na sociedade como alguém em estado terminal no momento em que o diagnóstico é feito. Na verdade, existe um longo intervalo entre o diagnóstico, quando feito precocemente, e os estágios terminais da doença. E é comum que pessoas que desenvolveram esta doença faleçam de outros males. Em alguns casos, principalmente pela faixa etária deste público, a demência do tipo Alzheimer não é o pior prognóstico que a pessoa carrega.

Prevenção e qualidade de vida

Não tenho embasamento científico para afirmar que indivíduos idosos têm mais resistência pessoal a tratamentos médicos do que os jovens. Vejo idosos com as mesmas dificuldades de adesão que indivíduos de outras faixas etárias. Observa-se nos jovens uma dificuldade de tomar, por exemplo, uma medicação de oito em oito horas durante uma semana ou dez dias para uma infecção simples. E apenas por um curto período. No caso dos idosos, na maioria das vezes esta medicação é para o resto da vida. Portanto é natural que as dificuldades sejam maiores.

Neste contexto, pode-se afirmar que o principal fator de risco para grande parte das doenças degenerativas é a idade. Quanto mais idosa a população, maior a frequência de hipertensão arterial, diabetes, hipercolesterolemia e demência, entre várias outras patologias degenerativas e tumores. É necessário enxergar o idoso como um sobrevivente. Eles passaram por uma série de fatores que levaram outros indivíduos que nasceram na mesma época à morte precoce. O idoso é o sobrevivente das doenças nutricionais, infecciosas, parasitárias e carenciais, dos danos das causas externas, como acidentes de trânsito, e de balas perdidas no caso específico do Brasil. E, por sobreviverem, tiveram as vantagens e as desvantagens associadas ao envelhecimento.

Muitas doenças também podem ser controladas em longo prazo. A hipertensão arterial, por exemplo, carrega um prognóstico diferenciado quando tratada indefinidamente. Em poucos casos, o médico consegue inclusive retirar a medicação. **Na maior parte dos diagnósticos de hipertensão arterial, preciso induzir os pacientes a modificações de seus hábitos de vida. É diferente de um jovem que tem uma pneumonia ou gripe. Estes podem até se mostrar rebeldes, mas por um período limitado.**

Atualmente, um fator que ajuda é o fato de o idoso chegar mais informado ao consultório, principalmente nos aspectos de prevenção de doenças e promoção de saúde. Por este motivo, o discurso preventivista não soa estranho. Não é incomum a mídia realizar alguma reportagem sobre a importância de exercícios físicos, não apenas os aeróbicos, mas também os anaeróbicos, para o aumento de massa muscular, como parte dessa melhora das condições de vida. Nos consultórios, observo que os idosos estão mais informados e creio que existe um reflexo dessa informação na qualidade de vida deles.

Os idosos que observamos hoje, principalmente de camadas sociais com maior renda e possibilidade de consumo, experimentam uma qualidade de vida além da que era possível há décadas atrás. Esta geração teve a sorte de envelhecer com um nível mínimo de saúde, o que possibilita que eles continuem como pessoas ativas. Este idoso não está mais em casa esperando o tempo passar. É possível vê-lo na orla de Copacabana, na Barra, no Recreio, ou em qualquer praia do Rio de Janeiro, caminhando muito cedo ou no final do dia, com o objetivo específico de exercitar-se.

Aformaçãouniversitáriaearelaçãomédico-paciente

Nas faculdades de Medicina, percebe-se que o conteúdo ensinado coloca o biológico como elemento central em detrimento dos aspectos éticos da profissão. Mas o aluno não sai totalmente desinformado quanto a estas questões.

Se o ensino é feito na medida certa, eu não saberia informar. Talvez não. Mas as faculdades ensinam para o mercado de trabalho e o mercado de trabalho é cruel em rapidamente esclarecer o aluno sobre quais são as possibilidades das ideias utópicas sobre a relação médico-paciente. Estas ideias são utópicas na medida em que o médico tem de dez a 15 minutos para cuidar de alguém. Talvez, inclusive, se fale mais sobre esta relação atualmente, o que não significa que nas faculdades do passado essa questão não tinha importância. Até porque as faculdades do passado tinham grandes professores que cultuavam a relação adequada. Eram considerados grandes clínicos e essas figuras quase não existem mais.

Muito embora a faculdade não tenha o foco na questão humana, os profissionais têm total condição de buscar este conhecimento por conta própria. Este fato faz com que a diferença entre os grandes clínicos e a média dos médicos, pelo menos no ponto de vista de conhecimento, tenha se estreitado significativamente. Estas grandes figuras eram bastiões que serviam de exemplo técnico e de relacionamento. Hoje, embora estas figuras não mais existam, as faculdades assumiram nos seus currículos a Bioética, por exemplo, o que foge do contexto estritamente técnico. As informações estão mais acessíveis e as evidências de que os procedimentos diagnósticos e terapêuticos funcionam estão disponíveis a qualquer pessoa que queira se informar.

O médico também precisa ter conhecimento suficiente para repassá-lo aos membros da sua equipe. Os profissionais de apoio são a vitrines da clínica. A primeira impressão começa pelo atendimento e é fundamental que os colaboradores estejam preparados para perceber as necessidades de quem nos procura. Estes profissionais devem receber um treinamento. De nada adianta o médico desenvolver uma excelente relação com seu público, se estas pessoas enfrentarem problemas na sala de espera ou quando entram em contato por telefone.

DOSSIÊ GERIATRIA

Dentro da Geriatria, a relação médico-paciente necessita de alguns cuidados especiais. Por lidar com pessoas de mais idade, o geriatra precisa de técnica e habilidades interpessoais para conduzir a consulta. O paciente desta especialidade pode apresentar dificuldades de comunicação e certa lentidão cognitiva.

Além disso, outros atores participam do processo. Não é raro que o especialista receba em sua sala até três gerações de familiares do paciente. Cada um deles apresenta uma demanda específica. Portanto, esta é uma relação que exige mais tempo e empenho que o normal.

Como os diagnósticos podem causar grande impacto emocional, o geriatra deve ter cuidados especiais e muita sensibilidade no momento de comunicá-los ao paciente e à família. Apesar do nível de esclarecimento da população idosa sobre qualidade de vida, graças a constantes campanhas e informações veiculadas pela mídia, certos males ainda possuem grande estigma.

O nível de confiança entre as partes costuma ser alto. O paciente da geriatria normalmente sofre de males que o acompanharão pelo resto de sua vida. Por este motivo mesmo, ele cria fortes vínculos com o seu médico.

POSFÁCIO

Mostrar a importância de estabelecer um relacionamento com o paciente de forma segura e que transmita confiança a todos os envolvidos no tratamento: este é o pilar que norteia a organização deste livro. O médico não possui apenas o papel de curar, mas também o de compreender o paciente, acima de todas as questões, como um ser humano.

Por este motivo, pode-se constatar que em todos os artigos apresentados, independente da especialidade médica em questão e das peculiaridades de cada área, algumas colocações se repetem. A atenção ao paciente, a importância de ouvir o que eles têm a dizer, o acolhimento dentro do consultório e a humanização do atendimento são algumas destas colocações.

Os profissionais que participaram deste livro também foram enfáticos ao afirmar que ser médico é ir além das barreiras impostas, seja pela tecnologia, pelo privilégio à técnica ou pela enxurrada de informações da contemporaneidade.

A técnica aprendida na faculdade de Medicina e as novas tecnologias devem ser levadas em consideração na hora da consulta. Mas o lado humanista do médico não pode ser deixado de lado em nenhum momento.

Este fator é, definitivamente, um diferencial para quem deseja construir uma carreira sólida e reconhecida. Acredito, portanto, que estes doze artigos e as considerações presentes em cada capítulo constituem um excelente material de referência para médicos em qualquer etapa da carreira.

Algumas das orientações apresentadas podem ser aplicadas imediatamente no cotidiano do consultório ou da clínica. Outras demandam mudanças e transformações de diversas naturezas, o que pode desestimular iniciativas mais concretas neste sentido. Mas penso que o conteúdo deste livro tem como função principal fomentar um debate e uma maior reflexão dos médicos sobre o tema. Esta, com certeza, já representa uma grande contribuição para a carreira destes profissionais, com mudanças que trazem benefícios para todas as partes envolvidas, principalmente para os pacientes.

Leia também da Editora DOC

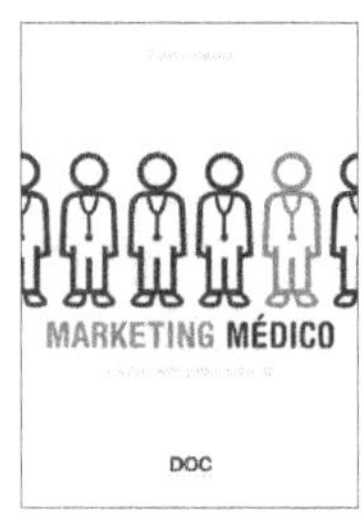

MARKETING MÉDICO
Criando valor para o paciente

Renato Gregório

Com uma abordagem direta, este livro esclarece os conceitos e a aplicação do marketing à prática médica. Guia o leitor em como agregar valor aos pacientes e desenvolver ações de comunicação e orientação para os clientes.

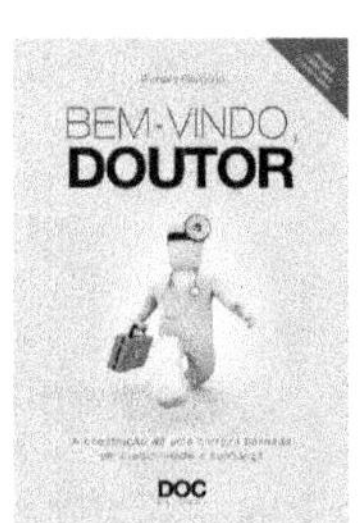

BEM-VINDO, DOUTOR
A construção de uma carreira baseada em credibilidade e confiança

Renato Gregório

Quando o médico termina sua residência, se vê obrigado a mergulhar em um ambiente incrivelmente competitivo, o mercado. Este livro mostra os principais desafios e dificuldades que o jovem médico tem de superar em sua carreira.

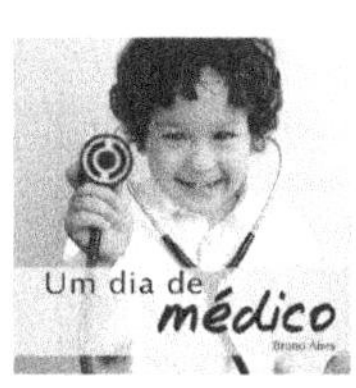

UM DIA DE MÉDICO

Bruno Aires

Este trabalho sintetiza em poucas palavras e imagens belíssimas a carreira do médico, seus desejos, sua missão e os muitos obstáculos que este profissional enfrenta no seu dia a dia.

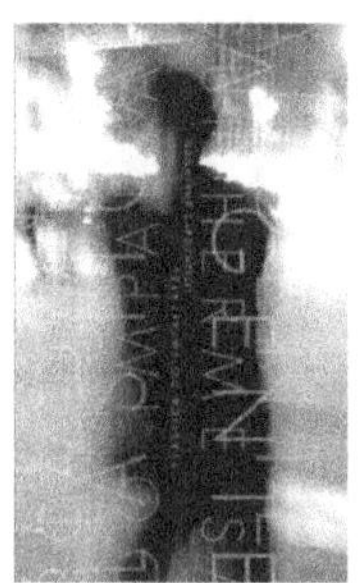

PLÁSTICA DO IMPALPÁVEL

Guilherme Sargentelli

Um livro de poesias que nasceu da experiência de um jovem médico ao deparar-se com a morte prematura de seu pai. Temas como melancolia, saudades, superação e esperança dão o tom desta obra literária.